監修：あきらめないがん治療ネットワーク

名医に聞く
あきらめないがん治療

田口淳一

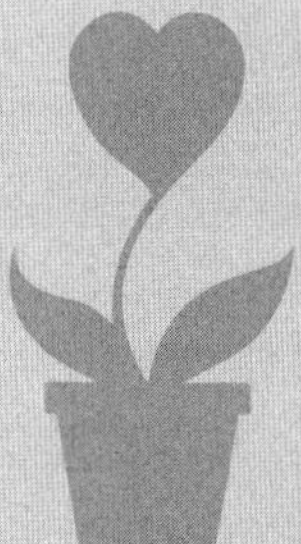

ブックマン社

はじめに

唐突ですが、１９８１年（昭和56年）がどんな年だったか、覚えていますか？ピンクレディーが解散しました。故ダイアナ妃とチャールズ皇太子が結婚したのもこの年です。作家の向田邦子さんが飛行機事故で亡くなられたのも……そう考えると、一昔というよりもっと昔の出来事のようにも思えます。

しかし、この年から今現在まで、ずっと同じものがあるのです。それは、日本人の死因。そう、１９８１年から今まで、日本人の死因１位は、ずっと「がん」なのです。

生涯のうちに、日本人ががんにかかる可能性は、男性の２人に１人、女性の３人に１人と推測されています。一見、恐ろしい数字にも思えますが、別の視点から見れば、がんになるということはもはや特別なことでも、もちろん不幸なことでもない、ということです。これだけ多くのがん患者さんがいるのですから、国を挙げての医療対策が、日々更新されています。がん治療における医療技術の向上は目覚ましいものがあります。そのため、がんは今や、不治の病ではありません。たとえば、10年前では治らなかっただろう病状でも、現在の治療ならば完治するケースもたくさん登場しているのです。

がんになったから人生をあきらめる――そんな時代ではありません。

そうは言っても、自分ががんになる、もしくは家族ががんになる、ということは人生のシナリオを一変させてしまうほどの大きな衝撃であることは間違いありません。「あなたはがんです」と医師に言われた時から、何を、どうすれば？　と迷うことの連続でしょう。情報を集めれば集めるほど、自分にとって何が最善の方法か、わからなくなるのは当然です。また、現在受けている治療が、想像以上につらかったり、症状が改善されない時は「もう、あきらめようか」と思うこともあるかもしれません。

しかし、あきらめたら、そこで終わりです。では、その時に何をするべきか？

「がん治療をあきらめない」医師を探すべきなのです。本書は、一般社団法人あきらめないがん治療ネットワークの代表理事である田口淳一医師を著者に、専門分野は違えど、がん治療の最前線におられる「あなたの治療をあきらめない」医師達の声をまとめた画期的な本です。今まさに、治療の真っただ中におられる方、そしてご家族の皆様に、本書は最良の処方箋となるはずです。最後まで読み終えた時には、希望と勇気が訪れていることを願ってやみません。

編集部

目次

第1章 私が、「あきらめないがん治療」にこだわる理由 9

田口淳一

一般社団法人あきらめないがん治療ネットワーク 代表理事
東京ミッドタウンクリニック 院長
東京ミッドタウン先端医療研究所 所長
グランドハイメディック倶楽部 倶楽部ドクター

「がん治療は、二者択一の選択ではない」
「狭い視野でひとつの治療法だけを盲信してはならない」
「あきらめずに一歩先に進むと、新たな地平線が見える」

第2章 森山紀之 37

元 独立行政法人国立がん研究センター
がん予防・検診研究センター センター長

「検診はタイミングが大事」
「人生観が治療を決める」
「5年生存率は、当てにならない」

第3章 明石定子 昭和大学医学部乳腺外科学教室 准教授 65
「治療法は目覚ましく進歩しているが、大切なのは早期発見」
「がんリスクを減らすための日常生活を心がける」
「最初の治療段階で、医師と患者さんの信頼関係を築くこと」

第4章 遠藤健 日本赤十字社医療センター 副院長 89
「10年前に治らなかったがんでも、今なら治る」
「放置しろ、という考えの医師は間違っている」
「患者さんに必要なのは、見極める力」

第5章 柏原賢一 東京放射線クリニック 院長 115
「放射線治療の意味を知る」
「根治と緩和は、両立できる」
「言いたいことはすべて、医師に言ってみる」

第6章 吉形玲美
「情報に踊らされない」
「むやみにドクターショッピングをしない」
「あえて、最悪の事態を想定しておく」
浜松町ハマサイトクリニック 院長
145

第7章 山田好則
「まず標準治療、その上での個別化治療」
「医師の技量だけでなく、理念と総合力のある病院を選ぶ」
「患者に寄り添ってあきらめないドクターを選ぶ」
公益財団法人ニッセイ聖隷健康福祉財団
松戸ニッセイ聖隷クリニック 所長
169

第8章 山下直秀
「情報を集める」
「頑張り続ける」
「可能性があるものはすべて試す」
東京大学教授 医科学研究所附属病院先端診療部 部長
195

第9章 松﨑圭祐 227
要町病院 腹水治療センター センター長
要第2クリニック 院長
「腹水難民を減らすことが、がん治療の未来に繋がる」
「腹水を抜くことで、治療法の選択肢が増える」
「固定観念の医療にとらわれない」

おわりに 258

あきらめないがん治療ネットワークとは？ 260

第1章

私が、「あきらめないがん治療」にこだわる理由

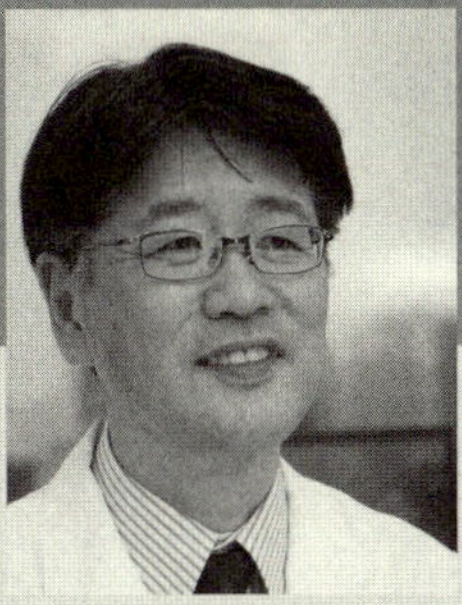

田口淳一

Junichi Taguchi

一般社団法人あきらめないがん治療ネットワーク 代表理事
東京ミッドタウンクリニック 院長
東京ミッドタウン先端医療研究所 所長
グランドハイメディック倶楽部 倶楽部ドクター

〈主な経歴・資格など〉

1984年	東京大学医学部卒業
1993年	ワシントン州立大学へ留学
	その後、東京大学医学部附属病院助手、宮内庁侍従職侍医、東海大学医学部付属八王子病院循環器内科助教授などを経て、
2007年より	東京ミッドタウンクリニック 院長
2010年より	東京ミッドタウン先端医療研究所 所長
2014年より	東京医科歯科大学難治疾患研究所 非常勤講師

医学博士
日本内科学会認定総合内科専門医
日本循環器学会認定循環器専門医
臨床遺伝専門医
日本心臓病学会特別正会員
米国心臓学会フェロー 他

～田口淳一が考える、がん治療に大切な３つのポイント～

「がん治療は、
二者択一の選択ではない」

「狭い視野でひとつの治療法だけを
盲信してはならない」

「あきらめずに一歩先に進むと、
新たな地平線が見える」

～内科医の道へ～

私が生まれ育った兵庫県相生《あいおい》市は、兵庫県の中でも岡山県寄りの端っこで、人口もそれほど多くない田舎町です。今でも覚えているのは、18歳で東京大学医学部への入学が決まり、上京する際、父が発した「もう戻ってくるな。東京でやっていけ」という言葉です。親としては、せっかく大学入学で上京するのだから、東京に骨を埋める覚悟で頑張りなさい、という気持ちがあったのでしょう。若かった私も、同じように考え、自分が将来、東京で何ができるのか、夢と不安でいっぱいでした。

医学部を選んだのは、「なんとなく面白そうだ」という漠然とした気持ちからです。我が家はごく平凡なサラリーマン家庭です。身近な医療関係者と言えば、看護師をしていた叔母くらいでしょうか。ですから、特に「医師にならなければならない」というプレッシャーがあったわけではありません。もともと物理や天文、生物が好きな典型的な理系少年でした。新しいことにチャレンジするのが好きな性格です。そんなこともあって、自分の理系好奇心を満たせるのは医学部かもしれない、と考えてこの学部を選びました。当時の医学は、新しい技術が次々と登場し、これまで不可能だったことが可能になりつつありました。

そして、医学部に入ってから、あらためて自分に合っている分野だと再認識しました。学ぶべきこと、学びたいことが無尽蔵《むじんぞう》にある——医学という学問の面白さに、どんどんはまり込んでいきました。

　将来的にどの分野の医師を目指すかはそれぞれ違えども、医学生になったのなら、すべての科を一通り勉強させられます。内科、外科、小児科、精神科と、いろいろな科を回りながら医学を学んでいくうちに、どの医学生も、それぞれに進みたい方向が見えてくるものです。私の場合、内科と外科なら、内科が向いているだろうと考えていました。苦しんでいる患者さんが目の前におられたなら、内科医であれば、自分一人でもすぐに対応できるだろうからと。小児科は、「小さな子どもの命を救いたい！」という独特の熱い気持ちを持っている学生が多く、私としてはちょっと違うように思う。精神科は、一時期、その世界の専門書を読み漁るほど興味を抱いたりもしましたが、私が目指すものとはやはりちょっと違うようだ——もっと、一般的な病気を最大公約数で助けられる医師になりたいと、熟考した結果、循環器を専門に勉強しようと心に決めて大学を卒業しました。

～循環器からがん治療へ～

　循環器とは、簡単に言えば、血管やリンパ液などを体内で循環させるための機能を持った器官のことです。循環器に関する主な病気は、心不全、心筋症などの心臓疾患、大動脈瘤や静脈瘤などの血管に関わる疾患、脳卒中や脳梗塞《こうそく》なども入ります。その頃、**循環器内科**[*1]という分野がちょうど転換期を迎えていたことも、私の背中を後押ししました。

それまでの循環器内科の治療では、たとえば、狭心症になった患者さんには、「**ニトログリセリン**[*2]を飲んで安静にしていてくださいね」「心筋梗塞を起こしたら、もう打つ手がないからね」とお話しすることしかできない状況だったのが、カテーテルやバルーンが登場し、狭窄《きょうさく》した冠動脈を広げる**バルーン治療**[*3]**とその後にステント治療**が行えるようになったのです。これは、当時の医療界の常識を覆すほどに画期的なことでした。

「**あきらめないがん治療**[*4]」を追求している今の自分にも通ずることですが、それまで何も為《な》す術がなかった患者さんを助けられるようになったとあっては、是非やってみたい、その道

＊1　現在の循環器内科では、診断と薬物療法だけでなく、カテーテル等を使った小さな外科的な手術まで行うのが一般的。大がかりな手術は循環器内科ではなく心臓血管外科が携わる。

＊2　主に狭心症の発作を止める薬。

＊3　バルーン治療もステント治療も、カテーテル治療を補助するための治療法。動脈硬化などで狭くなった心臓の冠動脈を広げる。

を究めてみたいと思う性分で、「循環器を専門にしよう」という気持ちは、いつしか心の底から突き動かされるほど強いものになっていました。また、私が大学を卒業後、東大病院の第一内科に研修医として入局した時、最初に指導してくださった先生がとても素晴らしい先生で、その方が循環器をやっていた、ということも大きかったと思います。

　循環器を専門にするからには、麻酔の知識も身につけなくてはと、半年ほど麻酔科でも研修を受けました。内科から麻酔科を回る人間は少ないのですが、私はきちんと学びたかったのです。当時はまだ、全国的に**救命救急科**[*5]がほとんどなく、心筋梗塞などで救急搬送されてきた患者さんの対応は、循環器の医師も行っていました。当時、救命救急の知識を一番持っていたのは麻酔科だったのです。その指導医について、３００例ほど麻酔の研修も行いました。

　それと前後して、**国立がんセンター**[*6]の呼吸器グループでの研修を受けました。呼吸器とは、鼻腔から咽頭、気管支、肺、胸郭《きょうかく》にわたる、酸素を取り入れて二酸化炭素を排出する呼吸のために必要な器官のことです。循環器を専門とするならば、胸のレントゲン写真を読めるようにならなくてはと思ったのです。循環器専門医は、心臓は診ますが、肺は診ません。肺は呼吸器専門医の分野ですから、ここで呼吸器を勉強すれば、肺のことも学べる良い機会だとも考えました。呼吸器では国内トップクラスの治療技術を持つ国立がんセンターで学べたことは私にとって得難い経験になりました。当初希望していた通り、肺の写真の読影技術を身につけられたことに加え、病棟担当になり、そこでがんの化学療法の詳細を目の当たりにできたのです。国立がんセンターでたまたま所属したところが、最先端の化学療法を行っていて、直属の上司は化学療法の第一人者でした。

　化学療法とはつまり抗がん剤治療のことです。現在の化学療法に比べ、当時の化学療法はまだ、副作用の対策についてほとんどなされていない黎明期《れいめいき》とでも呼べる時期でしたが、国立がんセンターでは、たとえば吐き気をどうやって抑えるかなどといった対策がすでに体系化されていたのです。そうした中で、化学療法の副作用対策を模索することが、医師として、私の新たなテーマとなっていきました。この頃（１９８０年代後半）は、がん治療に関して

＊4　田口医師は、一般社団法人あきらめないがん治療ネットワークの代表理事を務めている。同ネットワークが運営するサイト「再発転移がん治療情報」（http://www.akiramenai-gan.com/）にて、再発・転移がん（小児がん・血液がんを除く）に関する医療相談も行っている。本書巻末参照。

＊5　救急車で搬送をされた緊急度の高い急患を診る科。

＊6　１９６２年に、東京・築地に我が国のがん医療の拠点となる国立機関として創設された。２０１０年の独立行政法人化により、「国立がん研究センター」に改称。がんの克服に向けて、がんの医療と研究に取り組んでいる。

は、治る手立てを見つけつつあるけれども、ある程度までがんが進行すると打つ手はほとんどない、という認識でした。**緩和ケア**[*7]も確立されておらず、**医療用麻薬**[*8]も十分に使われてはいませんでした。納得のいく終末期、と呼ぶにはまだまだの時代だったのです。

医療雑誌に掲載された私の最初の医学英語論文は、この国立がんセンターで行った研究から生まれたものです。ある抗がん剤の毒性を腎臓機能から推計し、化学療法の強さを出す推定式についての論文です。27歳の頃でした。

～患者第一（ペイシェント・ファースト）という考え方にたどり着く～

国立がんセンターでの研修を終えた私は、**三井記念病院**[*9]の循環器内科に所属することになりました。がんもたくさん診ましたが、メインは循環器疾患の治療です。そののち、東大病院に戻ることになりました。その後、シアトルにあるワシントン州立大学へ動脈硬化の研究で留学し、帰国してしばらくした後、宮内庁侍従職侍医を務めることになりました。

誰しも、人生には決断の時が何度か訪れます。

私の場合は、5年ごとにその節目があったように思います。シアトルに留学をしたのが30歳過ぎ。宮内庁侍従職侍医になったのが35歳過ぎ。その後、東海大学医学部付属八王子病院循環器内科の設立に関わったのが40歳を過ぎた時でした。

様々な経験を通して感じたのは、日本の外来診療というシステムは、本当に患者さんのことを考えたものになっているのだろうか？　ということでした。

日本の診療報酬の問題もあり、短い診療時間でどれだけの患者さんを診るか、ということに病院側は重きを置くようになっていないだろうか。そんな時、私の脳裏に浮かんだ理想の病院は、アメリカのミネソタ州にある総合病院、「[*10]**メイヨー・クリニック**」でした。一度は

＊7　ＷＨＯの定義によると、「緩和ケアとは、生命を脅かす疾患による問題に直面している患者とその家族に対して、疾患の早期から痛み、身体的問題、心理社会的問題、スピリチュアルな問題に関して、きちんとした評価を行い、それが障害とならないように予防したり、対処することで、ＱＯＬ（生活の質）を改善するためのアプローチ」とされている。緩和ケアと聞くと終末段階のイメージを持たれる人も多いが、がんが見つかった時から、必要に応じて行われるべきものという考え方に変わってきている。

＊8　緩和ケアの第一の目的は、痛みを取り除くこと。がんの身体的痛みを緩和するため、昨今、医療用麻薬の使用は一般的となった。代表的なものがモルヒネ。麻薬中毒のイメージから不安になる人もいるが、痛みがある状態で使用すると中毒にならないことが分かっている。

＊9　東京都千代田区にある総合病院。１９０９年に「財団法人三井慈善病院」として開院。

この名前を耳にしたことがある方も多いのではないでしょうか。この病院は、世界的に見て素晴らしいチーム医療体制を持っていると言われています。一人の患者さんの診療方針を決めるために、科を超えた各専門の医師達が総合的に診断し、その人に最もふさわしい治療法を議論していくのです。診断だけではなく、手術や術後管理においても、その連携体制は未だ他の追随を許さないほどです。そして、メイヨー・クリニックが、創立当初から掲げている基本理念が、「the needs of patient come first」つまり、「患者第一」というものです。

この言葉を聞いた時に私は深く共感を覚えました。

国民皆保険制度[*11]がある日本と、そうではないアメリカとでは、なかなか同じようにいかないのは分かっているものの、なんとか「患者第一」の理念に基づいた、メイヨー・クリニックのような病院を作りたい。そんな夢を持ったのが45歳の時、つまりこれが新たな人生の決断だったのです。一人の患者さんを診る時に、多科の連携の必要性を感じるのには、私がそれまでたくさんの科を回って研鑽《けんさん》を積んできたことも大きく影響しているでしょう。「求めよ、さらば与えられん」ではないですが、そんな夢を持ち始めた時に偶然にも、今私が院長を務めている「東京ミッドタウンクリニック」設立の相談を受けたのです。このチャンスを無駄にせず、少しでも自分の理想に近づくようなクリニックを作れたなら――いくつかの海外医療機関を視察し、緻密な計画を練っていきました。結果、[*12]全米ホスピタルランキングで21年連続1位の実績を有するアメリカ最高峰の医療機関[*13]「ジョンズ ホプキンス メディスン」と国際提携が実現しました。

そうして、港区・乃《の》木《ぎ》坂《ざか》の美しい緑を見下ろすビルの中に、「東京ミッドタウンクリニック」が開院したのが2007年のこと。外来診療とハイエンドな健診、人間ドックを中心にした

＊10 〈Mayo Clinic〉。1846年にイギリス人の移民医師が開院。ミネソタ州ロチェスター市に本部を置く。医療改革中のオバマ大統領が、質の高い医療を提供しながら医療費を抑制している成功モデルとして評価したことから、昨今再び注目を集めている。

＊11 すべての国民が何らかの公的医療保険に加入し、病気やケガをした時に医療給付が得られること。日本は1961年からこの制度を実現。アメリカを除いて、ほとんどの先進国では同様の制度を有しているが、国によって事情は異なる。

＊12 アメリカの老舗雑誌「USニュース&ワールドレポート」が毎年発表している全米の医療機関ランキング。

＊13 〈Johns Hopkins Medicine〉。メリーランド州ボルチモア市にある「ジョンズ ホプキンス病院（The Johns Hopkins Hospital）」の統治機関。同系列のジョンズ・ホプキンス大学の医学部は、アメリカを代表する優秀な医学部として評価されている。

クリニックとして、順調なスタートを切ることができました。同フロアには皮膚科形成外科クリニックＮｏａｇｅ（ノアージュ）やデンタルクリニック、ヘルスケアショップなども併設し、美容医療や歯科も含めた総合医療施設としての機能を持っています。そして３年後の２０１０年には、がん患者さんに最新の医療を提供できる場が設けられないかという想いから、「[*14]**東京ミッドタウン先端医療研究所**」を設立し、私が所長に就任しました。がん治療においても、「患者第一」――[*15]**標準治療**や[*16]**補助療法**を組み合わせて患者さんお一人お一人に合った、今までの日本の病院には存在しなかったようなオーダーメード治療ができないかと考えたのです。クリニック内に限りません。本書にも登場する東京放射線クリニックは私達のグループの一員で、先進的な放射線治療を行うことができます。また、近隣の医療機関とも多数提携することで、より幅広く、かつ、最先端のがん治療を受けて頂ける環境が整ったと考えています。

～第四のがん治療……樹状細胞ワクチン療法～

「東京ミッドタウン先端医療研究所」は、第四のがん治療法として注目されている免疫療法「樹状《じゅじょう》細胞ワクチン療法」を行っている、国内でも数少ない医療機関のひとつです。

詳しくは本章のおわりにご紹介しますが、免疫療法とは、一言で申せば、患者さんの体から取り出した免疫細胞を増やし、それを再び体内に戻すことにより、がんと闘う力を強化させようという治療法です。

免疫とは、誰しもが体内に持っている防御システムのことです。動物にもこのシステムは存在します。がんと免疫細胞の研究は、日進月歩で進んでいます。がんになっていない人の体内でも、実はがん細胞は日々数千個も作られているのです。しかしそのほとんどが、免疫細胞によって増殖をブロックされます。何らかの理由により、ブロックしきれなかったがん細胞が、時間をかけて増殖し、がんになっていくのです。ならば、がん患者さんの免疫細胞を人工的に増やし強化させれば、がんを抑制できるという考え方です。

＊14　田口医師が所長を務める。進行がんや、転移・再発された人のＱＯＬ（生活の質）を損なうことなく、充実した毎日を送れるようなサポート治療を目指している。

＊15　がん医療における基本の治療法のこと。体系的な臨床試験の結果、エビデンス（科学的根拠）に基づいて、最も効果があると判定された治療法。がんの種類ごと、それぞれのがんの進行状態ごとに細かく決められている。標準治療はガイドラインとしてまとめられ、医師はこれを参考に診療方針を立てていく。

＊16　治癒の可能性を高めるために、標準治療と並行して行われる、もうひとつの治療法のこと。

同じ免疫療法でも、免疫細胞であるリンパ球を活性化させる**活性化リンパ球療法**[*17]については、これまで多くの医療機関が行っていました。

ところが、「東京ミッドタウンクリニック」が軌道に乗り始めた頃に、活性化リンパ球療法とは別の、新しい免疫療法「樹状細胞ワクチン療法」が登場したことを知ったのです。それは、免疫のシステムの要として重要な働きを担っている樹状細胞を活用したものでした。がん患者さんの血液から樹状細胞のもとになる細胞を取り出し、培養施設で人工的に成長させ、手術で取り出したがん組織や人工的に作られたがんの目印を与える。そして、その樹状細胞を「樹状細胞ワクチン」として患者さんの体内に注射で戻すと、その樹状細胞が免疫の司令塔として、リンパ球にがんの目印を教えるので、リンパ球が効率良く、がん細胞を狙い、攻撃します。

樹状細胞ワクチン療法は、本書でもご登場頂いている東京大学医科学研究所の山下直秀先生（195ページ）が開発に関わっておられることも、安心材料のひとつでした。そして研究内容を調べれば調べるほど、今までの補助療法よりも期待が持てるデータであると感じ、当クリニックの治療内容に取り入れたい、と考えたのです。抗がん剤治療と違って、副作用がほとんどないこともこの治療法の大きな利点です。

〜あきらめない＝二者択一ではないということ、二者の〝間〟にも選択肢はある〜

個人差は大きくありますが、一般的に、がんが進行し再発や転移を繰り返していくうちに、標準治療の効果が出にくくなります。それと同時に、体力の衰えなどＱＯＬ[＊18]（生活の質）が著しく下がってもいきます。その時に、二者択一の選択になりがちです。

すなわち、副作用を限界まで我慢して化学療法を続けるのか？　それとも、積極的な治療はやめて、痛みや苦痛を取り除く緩和ケアだけを行うか？

しかし、人生最大とでも言うべき岐路において、二者択一しかないというのは、おかしい

＊17　血液中に存在するリンパ球を体外で殺傷力のあるリンパ球に刺激して体内に戻す免疫療法のひとつ。20年ほど前から開始されているが、特に皮膚がん、腎臓がんの再発に対して約20〜30％程度、がんの進行が止まるという効果が得られている。

＊18　Quality Of Lifeの略で、「キュー・オー・エル」と言う。日本語では、「生活の質」「生命の質」などと訳される。患者さんの身体的な苦痛を取り除くだけではなく、精神的および社会的活動を含めた、総合的な生活の満足度を高めようという意味が込められている。

のではないかと私は思っています。

医療だけに限らず、二者の〝間〟に存在する選択肢というものがあって然《しか》るべきでしょう。命を懸けた選択肢ならば、尚のこと。すべての人に効果が保証されるわけではないけれども、抗がん剤の副作用のようにつらくはなく、QOLが落ちている人にもさほどの負担なくできる治療があってもいいのではないか？　もう化学療法は無理だけれども、だからといってすべてをあきらめる気持ちにはなれない、もう少しだけがん治療を頑張りたい。そんな想いでいるがん患者さんはたくさんいるはずです。そうした方々にとって、時に、「樹状細胞ワクチン療法」が大きな味方となってくれるはずなのです。また、〝もう少しだけ頑張りたい〟とその患者さんが仰ったとしても、その背景にある患者さんの人生観は十人十色。本当はどこまで頑張りたいか？　どこまでならば続けられそうか？　という患者さんの本心に医師はしっかりと耳を傾け、寄り添い、伴走することも大切。それができない医師は、いくら医療技術があったとしても、力不足だと思います。

現代の医療では、[*19]**エビデンス**がないものはNGとなりがちです。もちろんエビデンスは大事です。しかし、エビデンスがなければ何も効果が期待できないというわけではありません。エビデンスというのは、多くの臨床での症例を集め、ひとつひとつを検証していかなければならないので、ある程度長い時間を待たないと正しい数値が出ないのです。

がん治療においては特に、その治療法が日進月歩だからこそ、エビデンスがない＝効果がない、ではなく、効果が全くないものから、大きな期待を寄せていいものまでグラデーションがあります。エビデンスはなくても、効果が期待できそうで、尚かつ、つらい副作用がないとなれば、試してみたいと思うのが当然ではないでしょうか。

最終的に、やる、やらないを決めるのは患者さん自身ですが、私は医師としてチャンスがあることは患者さんに伝えなくてはいけない、でき得る限りの可能性は提示するべきだと思っています。「標準治療が効かなくなりました。だから今日からはもう、あなたには何も治療はできませんよ」と判断を下すのは大変酷な話です。患者さんと話し合い、希望を伺いながら、患者さんの次の決断のためのお手伝いをする。最終結論に至るまでに、いくつもある治療の分かれ道で、患者さんの水先案内人となるのが医師であり、それが、「あきらめないがん治療」ということだと思います。そして、「樹状細胞ワクチン療法」は、あきらめないがん治療の選択肢を広げる大きな一手と私は考えているのです。

あきらめなくて良かった。

＊19　臨床結果に基づいた科学的根拠。

私自身、そう思ったケースはこれまでに何度となくあります。良い意味で予想を裏切られるほどに延命できている患者さん達が増えています。特に、発見時にはかなり進行した状態である場合が多い[*20]**すい臓がん**。このがんに関しては、打つ手が少ないからこそ、樹状細胞ワクチン療法の成績に驚かされます。

たとえば、あるギリシャ人のすい臓がんの患者さんを受け入れた時でした。彼は、すでに末期と診断されており、ロンドンで別の治療を受けていましたが、「樹状細胞ワクチン療法」について調べたのでしょう、飛行機で東京にある当院にまで来られたのです。しかし、樹状細胞ワクチンの1回目の投与の後に急激に悪化し、別の病院に入院。[*21]**腹膜播種**《ふくまくはしゅ》で腸に穴が開いて緊急手術が必要となりました。通常、がんの腹膜播種で緊急手術となると、その後の余命は1ヵ月持つかどうか、というところです。ところが、その患者さんは腹膜播種の手術を終えた後、さらに2回目の樹状細胞ワクチンを打つことを希望され、それからわずか3日後に帰国されました。そんな状態で、長時間のフライトに持ちこたえただけでも奇跡に近いと思うのですが、なんと彼は、その後1年ほど元気に活動されていました。もうお亡くなりになったのですが、帰国後1年間、自由に好きなことをされて過ごし、本業の歯科医にも復帰していたそうです。これは、樹状細胞ワクチンを行った私自身、かなり驚いた事例でしたが、他にも同じようなケースは、いくつかあります。

～「あきらめない」ことの大切さ～

ありふれた言葉に聞こえるかもしれませんが、「あきらめない」という意思によって、ご自身の余命、そして運命を変えることは実際に多く存在するのです。

私がこうした考えを持つに至ったのには、リウマチを患っていた実の母親のことが関係しているかもしれません。私の母は約10年間の闘病生活を経て亡くなりました。最後の数年間は、リウマチによる骨破壊《こつはかい》[*22]で寝たきりになり、人工呼吸器をつけていました。画期的な抗リウマチ薬が登場したのは、母の死から3年後のことです。その薬には、これまでは為す術がなかった骨破壊を阻止する効果がありました。それを知った時に、母の顔が浮かびました。もし、母の発病があと数年遅れていたのなら……病気の進行を止められたでしょう。あきら

---

*20 すい臓（膵臓）は胃の背中側にあるトウモロコシのような形をした手のひら大の臓器。消化酵素を作り出し、また、血液中のブドウ糖を正常に保つためのホルモンを分泌する。すい臓がんは、胃や大腸にできるがんに対し、転移・浸潤しやすく、症状も出にくい。そのために発見も遅れがちで、治療の難しいがんとされている。

*21 がん細胞が臓器の壁を突き破って腹膜に広がること。種が散らばるように付着している状態のため、手術で治すことは難しいとされている。

めずに済んだでしょう。もしかすると母は今も生きていたかもしれない。

研修医時代に循環器専門医を目指した時も感じましたが、画期的な治療法が目の前に突如として現れることは、往々にしてあります。「あきらめない」という言葉は、ただ単に精神論として申し上げているのではありません。あきらめずに頑張っているうちに、次の治療法が見つかることだって、現実としてあるのです。

～余命3ヵ月の父親に、樹状細胞ワクチンを打ちに行く～

もう少し私の家族の話をさせてください。母の死後しばらくして、兵庫の実家で一人暮らしをしていた父親が心不全で入院しました。心不全は回復したものの、その時の検査で**胆管**[*23]**がん**が見つかったのです。がん組織は肝臓内にかなり広がっており、「手術は不可能。化学療法で対処するしかない」と担当医に言われました。ステージⅢでした。

父はもう80代でしたし、心不全もありました。身体に負担のある治療は受けさせたくありません。樹状細胞ワクチン療法は注射だけですから負担はかかりません。私は病床の父にこう伝えました。

「絶対に効くとは言えないよ。でも、僕が考える限りにおいて、一番オヤジがつらくなくて、一番効く可能性がある治療をやるから」

父の返事は「すべて任せた」の一言でした。この時僕は、医師をしていて良かった、医師にさせてもらって、ようやく親に恩返しができる時がきた、と思いました。

そして、父の担当医に「化学療法と同時に樹状細胞ワクチン療法を父にさせたい」と申し出ると快く了承してもらえたので、2週間に1回、父が入院している兵庫県の病院に私が足を運んで、樹状細胞ワクチンを注射しました。

大学入学で18歳の時に上京して以来、父とこれほど密に向き合うことは今までありませんでしたから、そういう時間が持てたことは本当に良かったと思います。他の病気だったならば、こうした日々は得られなかったはずです。父の余命は、がんと分かった時点で最悪の場合、3〜4ヵ月でしたが、1年と2ヵ月生きてくれました。体力をほとんど落とすことなく、これまでと同じように、一人暮らしですが介護サービスおよび近所の人にも支えられて日々

＊22　関節リウマチが進行すると骨を壊す作用のある破骨細胞が増え、軟骨や骨が破壊されていく。
＊23　胆管は肝臓で作られた胆汁を通す管の総称。胆道がんのひとつ。主な症状として黄疸が挙げられる。黄疸に伴い、身体の痒みが出る。また、尿の色が濃くなったり、大便が白っぽくなるといった状態も起こしやすい。

を送ることができました。亡くなる５ヵ月前だったでしょうか、父と一緒に、瀬戸内海を巡る旅行ができたのは良き思い出です。

〜一歩先に進むと、新たな地平線が見える〜

今この瞬間も、国内外でがんの治療法に関する様々な研究が行われています。

免疫の研究にしても、樹状細胞ワクチンとはまた別の免疫細胞を見据えた研究もあります。免疫細胞が持つ記憶を長くすることで、１回ワクチンを打てば何年も効果を持続させるための研究や、がん細胞が免疫細胞の攻撃を防御するシステムを解除する研究なども進められており、米国のサイエンス誌では２０１３年の科学ニュース第１位に「がん免疫療法の進歩」が挙げられたほどです。

一昔前と違って、現在のがん治療は「あなたはこのがんだから、こういう治療法」ではなく、「あなたが持っているのはこの細胞だから、この治療法」という考え方になってきています。治療の過程において、がん細胞は変化するかもしれない。最初に調べたがん細胞と異なっていれば、治療法は別のものに変えたほうがより効果的でしょう。その都度のがん細胞を回収して、現在、悪さをしているがん細胞に関する的確な治療法を選ぶための研究も、ここ日本で行われているのです。

また、日本ではまだ普及していませんが、アメリカでは遺伝子検査[*24]の技術がかなり進んでいます。がん組織を調べ、４００近くの遺伝子に分類し、そのがんに応じた化学療法をセレクトするのです。このように、「がんをあきらめない」ための検査法が、治療法が、登場しつつあるのです。最新の医療技術を応用すれば、がんへの勝率は、数年前では考えられないほど飛躍的に向上するはずです。だからこそ、賢くがんと向き合わなくてはならないと考えます。がんに勝つためには、使える治療法は全部使えばいい。我々医師がすべきことは、その患者さんにとって何がベストな方法なのかを考え、その可能性を提示することです。ただ、こちらがそのような想いで患者さんとお話をしていても、患者さんの思い込みが偏ってしまっているために、ベストの治療法に到達できない場合も時々あります。

標準治療が「善」で、それ以外は「悪」だと考えている患者さんもいます。逆に、受けて然るべき標準治療を拒否し、免疫療法などの最新治療だけを重視する患者さんもいます。どちらにしても、がんとの賢い向き合い方とは言い難い。狭い視野でひとつの治療法だけを盲

*24　21世紀に入り遺伝子検査の研究が盛んに行われるようになった。がん組織の遺伝子検査も急速に進んでいる。

信してしまうのは実に残念なことです。

以前読んだ本にこんなことが書いてありました。それは医療本ではなく、株に関する本でしたが、「あなたは、冷蔵庫や洗濯機を買う時は、何軒も店を回って値段を調べるはずだ。ゴルフの道具を買う時もそうだ。しかし、より高額な株を買う時は、どうしてあなたは、証券会社の人間の言うがままに従うのか――」。

これを読んだ時、がんの治療にも同じことが言えると感じました。命の値段はもちろん、株よりも重い。それなのにどうして、治療法についてもっと調べたり、熟考しようとしないのでしょうか？

もしも、「あなたのがんは、もう治療法がありません」と担当医に言われても、少しでも納得できない気持ちがあるのなら、担当医の言葉を疑って、自分で調べてほしいと思います。行動を起こせば、別の治療法が見つかるかもしれません。本書の対談の中でも、どのドクターも異口同音にこのような発言をされています。

「患者さんが本気で、真剣に、新たな治療法を求めているのなら、なんとかしてそれに応えたいと思う」

あきらめてしまえば、そこで終わりです。

私は、あきらめずに可能な範囲で、先に進んでほしいと思います。新たな治療を試みれば、別の手立てが見つかるかもしれません。
「一歩先に進むと、新たな地平線が見える」
これは、私が大事に思っている言葉です。

＊　＊　＊　＊

今回、「あきらめないがん治療」をテーマに、第一線でご活躍している先生方と対談をさせて頂きました。検診や外科的治療、放射線治療や免疫療法、腹水に関することなど、それぞれの一流のドクターが、ご専門分野における近年の取り組みや、がん治療に対する考え方などについてお話しくださいました。

ご存知の通り、現代の日本人の死因第1位は「がん」です。今この時も、多くの方ががんと闘っておられます。2人に1人はがんになり、3人に1人はがんで亡くなる昨今。納得のいく治療が受けられていないとされる、いわゆる**「がん難民」**[*25]**は60万人以上**いると推定されています。そのような状況において、心から信頼できる医師を見つけ、じっくりと治療について相談するということ自体、現実的には難しいのかもしれません。

本書では、対談を通じてそれぞれの先生方がこれまでどのようなことを考えてがん治療に臨《のぞ》まれてきたか、そして多くの患者さんと向き合ってきた中で感じたことなどが本音で語られています。ぜひ、ご一読のうえ、今後がんと向き合っていく上での一助として頂ければ幸いです。

＊25　日本医療政策機構による「がん患者調査報告」によれば、治療説明時もしくは治療方針決定時の、いずれかの場面において、不満や不納得を感じたがん患者を「がん難民」と定義した場合、その数は60万人以上というデータがある。

樹状細胞ワクチン療法って?

しくみ

樹状細胞は、血液の中にある白血球細胞のひとつです。樹木の枝のような突起物を持つことから、この名前がつきました。血液に運ばれて、身体中の組織に分布しています。樹状細胞は、自らががん細胞を攻撃するのではありません。リンパ球をはじめとするがんを攻撃する働きを持つ免疫細胞に異物を認識させて、その異物を攻撃させることができます。言わば、免疫の司令塔のような役割です。がん細胞は、通常、長い時間をかけて、患者さんのリンパ球やNK細胞などの免疫防御機構からうまく逃れて成長していきます。樹状細胞ワクチン療法は、このようながん細胞を攻撃するように強力に指令を与えるための治療法です。

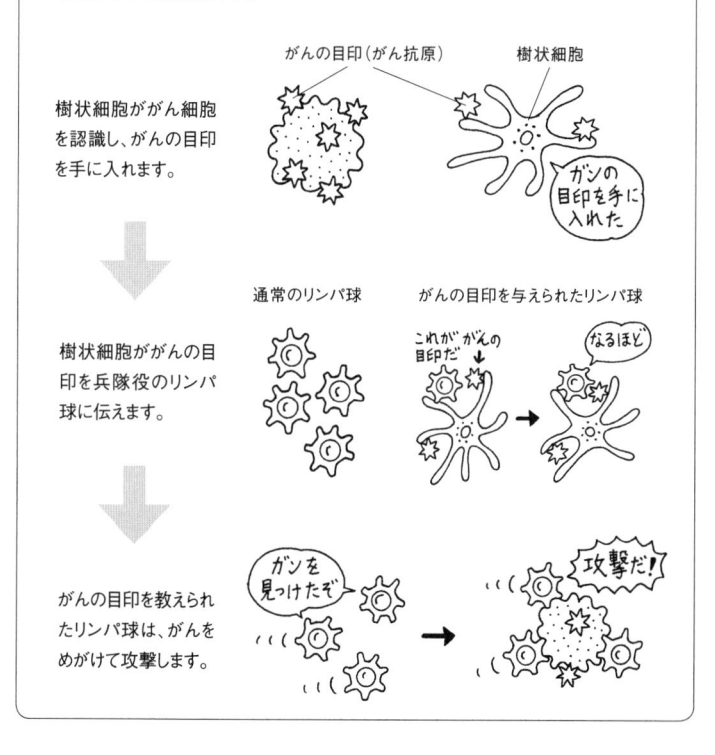

樹状細胞ががん細胞を認識し、がんの目印を手に入れます。

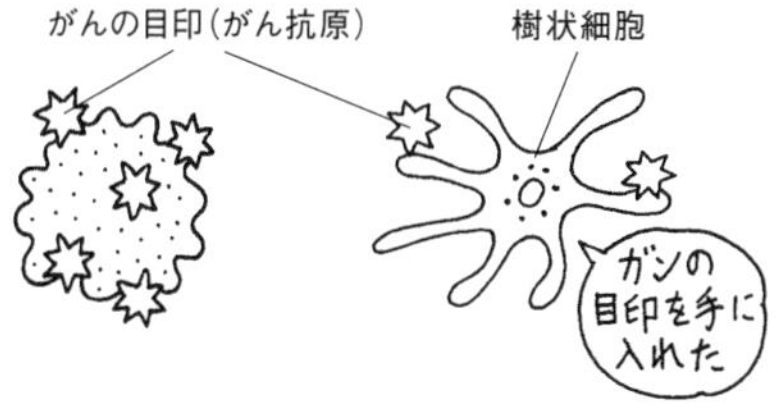

樹状細胞ががんの目印を兵隊役のリンパ球に伝えます。

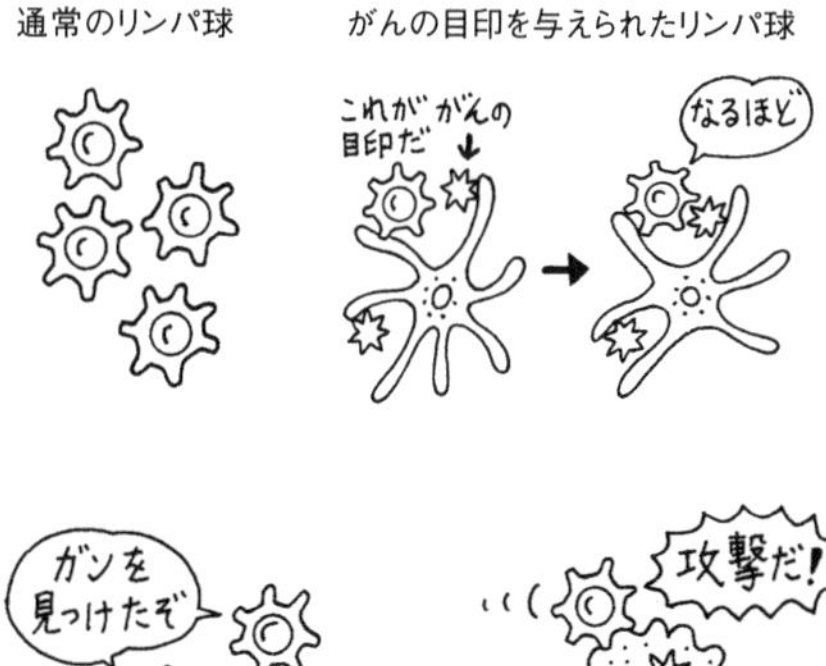

がんの目印を教えられたリンパ球は、がんをめがけて攻撃します。

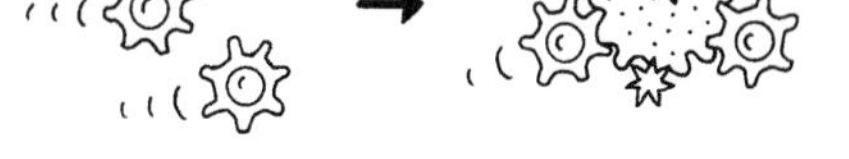

樹状細胞ワクチン療法と
他の免疫療法はどう違うの？

樹状細胞
ワクチン療法

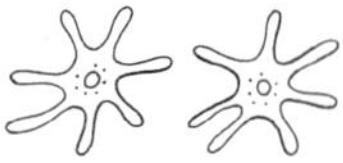

樹状細胞がリンパ球にがんの目印を与える力を利用して、がんだけを狙い撃つ治療法

活性化
リンパ球療法

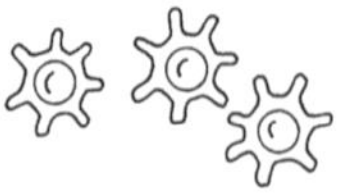

リンパ球を増やすことで、身体の免疫力を強化する治療法

ナチュラルキラー
（NK）細胞療法

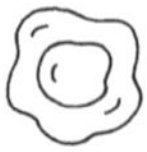

NK細胞を増やすことで、がん細胞への攻撃力を強化する治療法

樹状細胞ワクチン療法の特徴

①標準治療との併用が可能

樹状細胞ワクチン療法は、標準治療（手術・化学療法・放射線療法）ではありません。しかし、標準治療との併用治療が可能です。特に、放射線療法は身体の負担が少なく、「良いコンビネーション治療」です。

②身体的な負担が少ない

正常細胞をほとんど傷つけず、がん細胞だけを狙って攻撃することができます。患者さん自身の免疫細胞を利用するため、副作用の心配も少なく、通院のみで治療が可能です。

③再発予防や転移にも効果が期待

がんの目印を覚えた免疫細胞は、全身を巡ってがん細胞を攻撃し、長期間効力を保ちます。そのため手術後の再発予防や転移しているがんにも効果が期待できます。

＊上記3種類の免疫療法（樹状細胞ワクチン療法、活性化リンパ球療法、ナチュラルキラー（NK）細胞療法）は、併用すると、より効果的です。

第2章

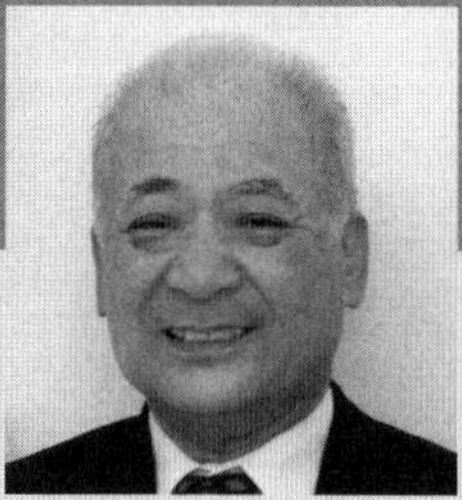

森山紀之

NoriyukiMoriyama

元 独立行政法人国立がん研究センターがん予防・検診研究センター センター長

〈主な経歴・資格など〉

1973年	千葉大学医学部卒業
1986年	米国Mayo Clinic 客員医師
1987年	国立がんセンター放射線診断部 医長
1992年	国立がんセンター東病院放射線部 部長
1998年	国立がんセンター中央病院放射線診断部 部長
2004年	国立がんセンターがん予防・検診研究センター センター長
2010年	独立行政法人国立がん研究センター がん予防・検診研究センター センター長
2013年より	医療法人社団ミッドタウンクリニック常務理事 兼 健診センター長

医学博士

日本CT検診学会理事

日本がん学会評議員・名誉学会員

日本医学放射線学会評議員

日本腹部放射線研究会評議員

日本対がん協会海外研修指導責任者 他

～森山紀之先生が考える、がん治療に大切な3つのポイント～

「検診はタイミングが大事」
「人生観が治療を決める」
「5年生存率は、当てにならない」

●早期発見が可能ながんと、難しいがんがある

田口　がんには早期発見が可能ながんと難しいがんがあります。

森山　そうですね。たとえば、すい臓がん（27ページ＊20参照）は非常に難しい。すい臓がんは、助かるのが14％程度といわれています。10人中１・４人ですから、結構助かるのではないか、と思うかもしれません。でも、そうではない。これは、「すい臓がんの摘出手術が可能な人のうち、14％が助かりますよ」という意味です。すい臓がんは早期では自覚症状がなく、しかも進行が速い。見つかった時には手術は無理で、もう手遅れという人がほとんどなのです。すい臓がんが発見された人のうち、手術が可能な人はおよそ20〜30％。つまり、実際にすい臓がんで助かる人は１００人中２・８人〜４・２人しかいないことになります。

田口　つまり、すい臓がんには早期（発見）がないという考え方もできますね。

森山　**早期がんの定義は、実は臓器によってかなり違うのです。**

田口　実は、がん全体において〝どこまでを早期と呼ぶか？〟の定義はハッキリとはないのです。たいていのがんは、ステージによる進行度が目安となっていますが。

森山　**何を以て早期か？　私は、「ここで見つかったら命が助かる」ということだと考えています。**がん細胞が数個しかないようなごくごく早期で見つかったなら、それは本当にいいことだけれども、検診の段階で、あまり神経質にならなくてもいいのではないか、とも思うのです。がんは放っておくと、がん細胞のかなりの部分は大きくなって命を脅かす存在になります。だけど、この段階なら90％以上が助かる、というタイミングがあるのです。それを検診で見逃さないようにすることが大切です。すい臓がんは、特殊なほうです。

田口　森山先生が開発された[*1]ヘリカルCTは、現在では、がんの早期発見に欠かせません。

森山　ＣＴが登場したのは１９７２年のことです。英国のＥＭＩ社が開発したもので、当初は頭部専用の装置でした。翌年には、ＥＭＩ社と販売契約を結んでいた東芝が全身用のＣＴ開発プロジェクトをスタートさせ、共同開発施設として国立がんセンターが参加したことから、当時、放射線診断部にいた私が担当者として指名されたのです。

田口　頭部と違って、胸や腹部は呼吸などで撮影中にどうしても動いてしまいます。画像が乱れると、診断もつきにくくなる。そうした画像の乱れが出ないように、鮮明に対象物を写し出すようにするには大変なご苦労があったと思います。

森山　まさにその通りです。技術的問題もさることながら、臨床診断としても使えるようにしなくてはなりません。ＣＴで、これまでの検査方法でははっきりと写らなかったものを捉えられても、病変として読み取れなければ意味がありませんからね。１９７８年に国産初の全身用ＣＴ装置が完成し、その後も改良を重ねて、１９９０年にはさらに高度な技術を持ったヘリカルＣＴが完成しました。

田口　撮影台を動かしながら患者さんの体を撮影できる点が、従来のＣＴとの違いですね。

＊1　身体にX線を照射しながら、人体の輪切り画像を撮影する装置のひとつ。従来のCT撮影と違い、人体をらせん状に撮影することができる。そのため、病変の見逃しが激減し、がんの早期発見がしやすくなった。

森山　これまでのCTでは、人体を輪切りにした状態で撮影するので、たとえば微小ながんが画像の境目にあった場合などは、写らない可能性がありました。しかしヘリカルCTならば連続して撮影できるので、断面が連続したらせん状になり、微小ながんも見逃しません。撮影時間も大幅に短縮されます。ヘリカルCTが、がんの早期発見の最終兵器になるわけではありませんが、かなり期待のできる検査装置だと言えるでしょう。

● 健診で「異常なし」だと「お金、損しちゃった」という考えは、変です

田口　東京ミッドタウンクリニックでは人間ドックなど予防医学[*2]に力を入れています。そこでよくある質問が「健康保険は使えないのですか？」というもの。健康保険が使えないと分かると、躊躇《ちゅうちょ》する人もおられます。健康保険の意味を、間違って捉えている方も多いようです。健康保険制度は、本来、病気の人を相互補助して助けましょうという考えから作られたものです。あなたの健康に関する費用はすべて負担します、ということではないのです。

森山　車には、車検があります。車を持っている人には通常、2年に1回、十数万円が車検でかかるわけですけれど、文句を言う人はいませんよね。ところが、自分の体にはお金を出

したくないという人が日本人には少なくないのです。知り合いの医師から聞いた話ですが、人間ドックや健康診断を受けて、異常が何も見つからないと、「えっ、異常が何もないんですか？　なんだかお金を損しちゃったなあ」と言う人が中にはいるらしいのです。

田口　まるでブラックジョークですね。アメリカ人は、自国の医療費が高いということもあるんですけれど、「異常がなくて良かった」と喜びます。日本人の場合は「何も異常がないのなら、健診を受けるんじゃなかった」となりがちです。不思議です。

森山　**今は、2人に1人ががんになる時代**です。だけど健康な人ほど、どうも、自分は絶対にならないと思っているところはあります。**がんのリスクは40歳を過ぎると高くなります。**そのくらいのタイミングで、自分の体のメンテナンスに自分のお金を使えるかどうかというのは、大切なことだと思います。私は定期的に検診を受けています。40歳を過ぎたら、やは

＊2　治療とは異なり、病気を未然に防ぐ学問。健康診断や人間ドックも予防医学のひとつ。食生活をはじめとする生活習慣を正し、病気や心身の不調に抵抗できる身体づくりを目指す。

り、年に1回のがん検診をお勧めしたいですね。

●がん検診が嫌いな人へのアドバイス

田口　私も自分の経験から、体のメンテナンスはきっちりやりたいと考えていますし、実際にやっています。家族に対しても同じ考えですが、なかなか受けられないことがありますね。

必要なタイミングで、必要な検査を受けることが大事ではないでしょうか。たとえば、胃がんを調べるのに、胃カメラを行いますよね。でも、**ピロリ菌検査**[*3]を受けて、もしピロリ菌が見つからなかったという結果が出ているのなら、そんなに頻繁に受けなくてもいいかもしれない。胃がんの大きなリスク因子がピロリ菌ですから。大腸がんも、大腸内視鏡で調べて、異常が何もなければ次の検査は4年後でいいと思います。アメリカの医療界では、**大腸内視鏡検査は10年に1回でもいいのではないか、**という意見も出ています。

森山　**大腸がん**[*4]**は比較的進行が遅い**ので、それくらいのペースでもいいかもしれないですね。それでも受けると受けないとでは大違いです。たとえば、「大腸内視鏡を行って異常なし。そして、3～4年後の大腸内視鏡で1センチまで大きくなったがんが見つかった」としましょう。もしかしたら、大腸内視鏡を毎年受けていたら、がんがもっと小さいうちに見つかったかもしれない。**でも、「早期がん」ということで考えるなら、1センチでも「早期がん」です。1センチならば助かります。**しかしこれは大腸内視鏡を4年に1回でも受けているから言えること。また、自覚症状が全くないということが大前提です。

●がん検診は本当に必要ないのか？

田口　現在、厚生労働省は罹患《りかん》率が高い5つのがん（肺、大腸、胃、乳、子宮頸）の検診を受けることで死亡率が20〜60％減少するとして、これらのがん検診を推奨しています。一方

＊3　ピロリ菌（ヘリコバクター・ピロリ）は、胃の粘膜に生息している菌のこと。胃潰瘍や十二指腸潰瘍、胃がんのリスクを高める。日本のピロリ菌感染者数は３５００万人ともいわれている。ピロリ菌の除去が必要かどうかは、検査で分かる。

＊4　大腸がんは進行のスピードが遅いがんであり、早期発見された場合は、ほとんど治るといわれている。しかし、かなり進行するまで自覚症状が出ないがんでもあるため、発見が遅れがちだ。そのため、定期的に大腸内視鏡検査を受けることが大切。

で、「がん検診は必要ない」と主張する医師もいて、世間の注目を集めています。

森山　講演や本などでそういう主張をすると、どうしても市民の目を惹きますよね。がん検診が必ずしも、がんでの死亡者数を下げることに繋がっていないから、という理由のようです。世界の様々なデータを出して論じています。検診を受けた人と受けていない人をずっと追いかけ、検診を受けた人のほうががんの発見率は高かったけれど、がんの死亡数は減らなかったからなど……。私は、「データがある」といっても、どの程度信頼性のあるデータなのか、またデータをどう解釈するか？　が問題の本質だと考えています。解釈する人間によって、いくらでも方向性が変えられるのがデータというものです。

たとえば、２つのグループを無作為に分けて、一方にＣＴを行い肺がんの有無を調べる。もう一方は調べない。ＣＴを受けた時に末期がんが見つかった人は、５年間の追跡調査では５年以内に命を落とすリスクは高い。誤解を招く言い方になるかもしれませんが、つまり、末期がんでがんが発見された人は、その時点でＣＴを受けようが受けまいが、死に至るリスクはほぼ変わらないわけです。ややこしくなりますから、ここでは治療のことは横に置いて考えてくださいね。ところが、肺がんが見つからなかった人は、２年目、３年目、４年目と毎年検査をしても、少数しか見つからないか、見つかっても早期です。５年後の死亡率には影響を与えない。つまり、短期間の調査だと、初回の検診の結果がデータに大きく影響してしまい、結果は最後までほとんど変わらないということ。**がん患者の発見率が高ければ、死亡率も高くなりやすい。**検診とがんの死亡率の関係を調べるなら、初回で発見されたがんはデータからはずして20年とか30年といった長いスパンで検診を受けた人と受けなかった人のデータを検証しなくては、本来はダメなのです。

田口　仰る通りです。**だから、検診を受けた群と、受けなかった群の5年生存率を比べるという調査は、実は現実を語りきれていません。**さらにもうひとつ、現実的でない理由は、何十年も同じ調査をかけたら、その間に検査方法が変わってしまうということです。がんの検査技術はどんどん向上していますから発見率も増えている。結局は、がん検診が、がんの死亡率を本当に下げるかどうかは、データとして証明するのは難しいということになります。それなのに、「データで実証されていないのだから、検診など受ける必要なし」と論じるのはあまりにも乱暴だと思います。

森山　がん検診を受けることはやはり重要です。**肺がんはすべてのがんの中で死亡率が男性は1位、女性は2位なのです。私の経験から申せば、国立がんセンター時代も含めて、がん**

検診でヘリカルCTを1回撮って異常がなかった人は、その後の延命率も高い。

ポイントは、効率良くがん検診を受けることです。「検診学」のようなものがあるといいのに、と思います。受ける人がいろいろ勉強して、自分にとってリスクが高いがんの検診はこれくらいのタイミングで、そして何年に1回はこの検査を挟もうといった、がん検診の計画を立てられればいいのです。経済的に余裕のある人はPET-CT[*5]なども利用するといいですね。ワンストップショッピングとでも呼ぶべき、一度に全身のがんを調べられる検査です。身体的苦痛もありません。良い検査なのですが、苦手ながんと、得意とするがんがあります。だから、ＰＥＴ－ＣＴを何年かに1回受けつつ、別の検査を組み合わせる。

田口　喫煙者は肺がんのリスクが高くなるから、肺がんの検診を受ける。**がんは、生活習慣や家族にがんを経験した人がいるかによっても発症リスクが変わります。**10人いれば10人すべてが、等しくがんの発症リスクを抱えているわけではありません。自分はどのがんの発症リスクが高いのかを知り、対策を講じるべきですね。

森山　私の妻は、ここ最近、あるアイスクリームにはまってしまったのです。毎日のように食べていたら、みるみる大きくなっていきました。以前はほっそりしていたのです。服のサイズがきつくなったとかで、「あらやだ、私、60キロになったかもしれない」なんて言うから体重計で測ってみたら、75キロですよ。[*6]**太ると大腸がんのリスクが高くなります。**だから、妻に大腸の検査を勧めました。案の定、早期がんが見つかりました。

田口　そうでしたか。その後、奥様は？

森山　内視鏡で切除手術を受けて、ピンピンしています。早期発見だったのです。実は、妻の母親も大腸がんでした。しかし、がんとは気づかず、老衰《ろうすい》で意識が朦朧《もうろう》としてきまして、持ってあと1ヵ月か2ヵ月か、という頃に下血が始まったのです。おそらく大腸がんだった

＊5　PETとはpositron emission tomography（陽電子放出断層撮影）の略。放射性薬剤を体内に取り込ませ、放出される放射線を特殊なカメラで捉えて画像化する検査。全身を一度に調べることができる。この撮影装置とCT装置を併用することでより精密ながんの発見、診断が可能。

＊6　近年、日本人において増加傾向が著しいがんのひとつが大腸がん。その理由として、食生活の欧米化で肥満の人が増えたことが挙げられている。肥満は、大腸がんだけでなく、他の消化器系のがんや、女性の場合は乳がんや子宮がんのリスクにもなる。

のだろうと私は予測しました。しかし、義母の場合はもう、たとえ大腸がんの末期だとしても、老衰で死ぬのが早いか、大腸がんで死ぬのが早いか……という状況でしたから、検査は受けさせませんでした。

田口　そのように老衰が進んだ状況ならば、検査を受けることで、かえって体の衰弱が進む可能性は大いにありますから、それでよろしかったのでしょう。がんという病気は、年齢はもちろんのこと、その人が置かれている状況や人生観にも関係しますよね。

森山　もちろんです。父親ががんで苦しんで死んでいくのを見てつらかった、自分は絶対にがんで死にたくない。だから積極的にがん検診を受ける。一方で、がんであることは最後まで知らないほうがいいと、検診を受けない人もいる。それも、ひとつの生き方ではあります。

田口　ただし、**早期がんで見つかったほうが、治療の選択肢がたくさんありますし、治療費も抑えられるのは事実です**。がん検診をどう捉えるかは、個人の生き方に通ずると思います。自分はどう向き合うか、読者の皆さんにはじっくりと考えて頂きたいですね。

●患者さんの意志を尊重するのも治療

田口　人生観という言葉が出てきましたが、がん患者さんと向き合う臨床の現場では、しばしばそれを感じます。ある患者さんが、台湾から東京ミッドタウンクリニックへ人間ドックを受けにいらっしゃったのです。90代でしたが、すごくお元気でした。言動も見た目も、70代にしか思えない若々しさでした。ところが人間ドックで、胆管がんが見つかりました。4~5センチほどでかなり大きいがんでした。ただ、がんができている場所が重要な肝門部ではありませんでした。肝臓の端にがんがある場合は、あまり悪さをしないのです。

森山　つまり、4~5センチの大きさでも、症状がほとんどなかったと。

田口　どんな治療法をしましょうか、と患者さんに伺ったところ、「これは悪いものなのだろうけれど、来年また来ますから、それまでは何もしません」と仰いました。私も同意しました。そして、翌年また当院に来られました。その胆管がんは直径8センチほどに成長していました。確かに大きくなってはいましたが、ご本人も肝臓もすごく元気で、肝機能の数値も悪くなかったのです。私は、「1年前から倍ほどの大きさになりましたが、どうしましょうか？」と訊きました。すると、「昨年、がんを見つけてもらってから、健康的な生活を心がけるようになりました。このままがんを放っておけば、ある日、破裂するかもしれませんが、それならそれでいいです。家族ともそう話しました」と言われました。医師としては、治療法はいくつかあると思う。でも、患者さんご本人の意志を尊重するのも大切です。

森山　よく分かります。特に90代になれば、老衰が先かもしれませんしね。

田口　もうお一人の例を挙げましょう。こちらは静岡県在住の92歳の女性で、軽い認知症もありました。ある時、人間ドックで進行した肺がんが見つかり、同行されていたご家族に、「どうしましょうか」と相談しました。すると、おばあちゃん本人の意見を尊重したいと。軽い認知症ではあるけれども、本人の意見を優先しましょうと。それで、おばあちゃんに訊いてみたら、「抗がん剤も放射線もやらない。免疫療法だけ受けたいわ」と仰いました。

森山　しっかりしていたのですね。

田口　免疫療法は週2回の注射だけなので、抗がん剤や放射線よりも楽だと思われたのでしょう。「認知症なので、どういう治療かよく分かっていないかもしれませんが、東京に来るのが楽しみだからとおばあちゃんが言っているので……」というご家族の話で、まずは免疫療法をスタートさせました。

森山　しかし、免疫療法とはいえ、90代というご高齢ならば、治療のリスクがなくはない。

田口　最初はうまくいくかどうか不安もありましたが、免疫療法開始後は、肺がんの状態を示す**腫瘍マーカー**[7]が落ち着いたままなのです。あまりに状態が良いため、先日、おばあちゃんご本人とご家族が、「やっぱり放射線治療も受けたい」と希望されました。進行がんなので、がんはあちこちに散らばっている状態ですが、大きいものにだけ放射線をかけています。

森山　全部のがんを放射線で照射するのは難しくても、大きいがんにだけ放射線治療をして

＊7　血液検査で測定が可能な、がん細胞が産生する特徴的な物質。がんの進行の目安として検査をする。検査の目的は、
・がん検診（がんの早期発見）・早期がん手術後の経過観察・「病気の勢い」の評価の主に3種類。

おけば、お元気でいられる時間が延びます。92歳で何年か寿命が延びた後に人生を終えたなら、死因はがんによるものなのか、老衰によるものなのかは分かりません。日本人の平均寿命は男性79・94歳、女性86・41歳（厚生労働省　平成24年簡易生命表より）ですから。

田口　がんになってから、自分がどうやって生きたいかを考えている人とそうでない人とでは、治療方針が違ってきます。治療に対して医師も意見を言いますけれど、最終的には患者さんの意志を尊重します。

●患者さんの気持ちに寄り添うとは？

森山　私の先輩の外科医に、大腸がんが見つかったのです。すでに肝臓に転移していて、腹膜にがんが無数に散らばる腹膜播種（27ページ＊21参照）を起こしていた。がんに邪魔されて胆汁の流れが悪くなり、黄疸《おうだん》も出てきた。そうなるとすぐにチューブを挿れて胆汁の流れを良くしなくてはならない。それを先輩に告げると、「ちょっと待ってくれ」と言うのです。転移した肝臓がんで死ぬのは比較的苦痛はありませんが、腹膜播種の症状（腹水や**腸閉塞**《ちょうへいそく》＊8など）はきついものです。

「長生きはしたいけど、腹膜播種では逝《い》きたくない。だから黄疸は治療せずにこのまま放っておいてくれ。黄疸だと先に意識がなくなるから、最後はそっちを選びたい」と。

田口　その方は、いかに苦痛なく逝けるのかを選ばれたわけですね。森山先生としては、おつらかったでしょう。黄疸をそのままにすると、どんどん見た目が黄色くなります。治療をすればすぐになんとかできるけれど、本人が「放っておいてくれ」と言っているならば、経過を見守るしかない……。

森山　その先輩は消化器の専門医でした。だから、チューブを挿れると、より長く延命ができると知っているわけです。チューブだけで、何年も持つ場合もあります。しかし、腹膜播種はどうしようもないから、腸閉塞を起こして、腹水が溜まって、その都度、腹水を抜くという処置をして……というのを繰り返すしかない。これは、本当にきつい。「それを長生き

＊8　小腸や大腸で食べた物の通過が悪くなったり、完全に遮断されると、腸管内容物が肛門方向に運ばれなくなるために生ずる病気。大腸がんなどの進行が進むと起こりやすくなる。

と呼ぶのか？」と先輩は問うているわけです。でも、医師という立場からすれば、それを長生き、と言うしかないのです。

田口　物理的に長生きしてもらうことを取るか、ＱＯＬ（23ページ＊18参照）を重視した生き方を取るか、正解は出せませんね。

森山　長年の友人としては正解を出せないけれども、医師としては、やはり放っておくこともできない。非常に悩むところです。しかし先輩の場合は、患者としては黄疸のまま逝くことを選んだ。私達は、それを尊重せざるを得ない。

・標準治療と＋αの治療

田口　がんの標準治療（21ページ＊15参照）は、手術、抗がん剤、放射線です。ただ、標準治療以外の治療法も、いくつかある場合がある。森山先生は、もしご家族や友人にがんが見つかり、治療法の相談を受けた場合、他の患者さんと接する時と同じように標準治療から勧めますか？　それとも、それ以外の治療法を勧めますか？　本音の部分ではどうでしょう？

森山　私は、相手が家族や友人だろうが、一般の患者さんだろうが、相手によって対応を変えることはありませんね。

田口　まさに同感です。

森山　その方が置かれている背景や状況も鑑《かんが》みながら、お一人お一人を診ていく。それぞれの方に応じた、最も適した治療法を勧めます。先ほど申し上げたように、妻が急に太り出したので、大腸内視鏡検査を受けさせました。近所の人が同様なら、やはり、同じように勧めます。標準治療がベストだと思えば、家族であってもそうでなくても、それを勧めます。さらに、患者さんの気持ちに寄り添うようにしますね。

田口　気持ちに寄り添う。シンプルだけれど大切なことです。

森山　選択肢が少ない末期がんや再発がんの患者さんの場合は、特にそうですね。**患者さんが絶対にあきらめない、とことん闘いたいと言えば、私は一緒に闘います。**がんが無数に散らばっている場合や、体への負担が危惧《きぐ》される場合、本来はこれ以上の抗がん剤や放射線はしないかもしれない。それでも患者さんが闘うと仰るのなら、では、すべてのがんを放射線でやっつけることはできないけれど、苦痛の原因となっている場所のがんだけでも局所的に放射線を当てようか、となる。抗がん剤も放射線もダメとなったら免疫療法も提案します。

田口　がんの治療に対する考え方は人それぞれ違います。私は放射線治療の専門医ではないけれど、知っていることはすべて伝えますし、それ以上の知識を必要としている時は、放射線の先生に訊いてみましょう、と。当然のことながら、**「この治療をすれば、１００％治りますよ」なんてことは言いません。「効果は50％くらいかもしれない。でも、これとこれを組み合わせれば、さらに効果は高まる可能性があります」と正直に話します。**

森山　患者さんの人生観と意志が、治療に大きく関わる。実は先日、相談を受けた患者さんが80代で車椅子の方で、進行した大腸がんが見つかったのです。その方が、「ポリシーとして私は死ぬまで闘いたいんだ」と仰った。**一般的に、75歳を過ぎたら積極的に手術を勧めないとされていますが、その方には強い闘志を感じ、国立がん研究センターを紹介しました。**近々手術を受けるそうです。何歳になっても、積極的に闘いたいという人もいれば、残された人生を謳歌したいという患者さんもいらっしゃいます。そういう場合も患者さんの気持ちに添って、痛みを取る方法などをいろいろ考えてお勧めします。

●重要なのは病院のランキングよりも、医師の経験則

田口　がんの標準治療という考え方が浸透するにつれ、昔のような突飛な治療を受けたという患者さんのケースはなくなりましたね。

森山　確かにそれはあります。**以前は、非常に副作用の強い抗がん剤を、その情報を聞いただけでいきなり使ってしまう医師もいました。**でも今は、まずは標準治療をやり、それがうまくいかなかった場合はこれをやりましょう、となっています。抗がん剤治療においても、ファーストライン[*9]、セカンドラインと決まっています。

田口　**問題は、サードラインですね。**

森山　そう。**抗がん剤は使っているうちに効きにくくなってしまう**のです。だからファース

トからセカンドと変わるのですが、サードラインで何を使うかは実は決まっていない。

田口　ここで医師の経験則が重要になってくるのです。こういう患者さんの場合はこの薬を使えばこういう効果があるのではないか、と経験から判断し、サードラインを決める。残念ながら、予想していた通りの結果にならないこともある。でも、こうした医師の経験による判断がないと医療は前進しません。

森山　効いている抗がん剤をどこまで続けるかというのも、医師の経験則がものを言います。

田口　それがまた難しい。**がんのステージ**[*10]も影響しますし、抗がん剤の種類にもよります。

森山　効いているからこのまま続ける、という考え方もあるでしょう。一方で、ある程度効いて状態が良くなってきたから、一旦、別の薬に変えて、この良く効く薬は温存しておこう、つまり、いざという時にもう一度使えるようにエースのカードとして取っておこうという考え方もあります。また、途中経過で手術や放射線もするのか、というのも微妙な判断です。

　知人の医師が診た患者さんの例を挙げましょう。その患者さんは虫垂がんで腹膜播種を起こしていて、もう手術はできないからと抗がん剤を使ったら、すごく良く効いたのです。腹膜播種なら非常に命が危ない状態ですから、いつ急変してもおかしくないのですが。ただ、ＣＴやＭＲＩを撮ると変な影が残っているから、がんが消えたわけではない。治療４年目に開腹して調べたのですが、がん細胞はちゃんと生きていた。ところがこの患者さん、開腹したことでがんが刺激されてしまい、一気に悪化してしまった。

田口　そのようなケースは確かにあります。善玉のがん細胞なんて存在しません。しかし、理由は分からないけれど、あるバランスが保たれて患者さんもお元気でいらっしゃる時は、医師の経験則としてあまり意味のない開腹手術はしないほうがいい、ということはあります。ただ、あくまでこれは、経験則からしか言えないことです。

＊9　抗がん剤治療においては、第1次治療をファーストライン、第2次治療をセカンドライン、第3次治療をサードライン……という呼び方をする。抗がん剤治療を続けるうちにがん細胞にその薬の耐性ができてしまうので、一定の期間を過ぎると効果が現れなくなる。そのため、このように薬の種類を変えていく場合が多い。

＊10　どのがんにおいても、病巣の大きさ、転移の有無などによって0～Ⅳまでのステージに分けられる。Ⅳに近づくほど進行している。

●「5年生存率」は当てにならない

森山　そういう意味では、医師を選ぶ時は、医師の経験値を見ることが大事ですね。

田口　病院ランキングなどの本や雑誌を昨今よく見かけますが、病院ごとの5年生存率[*11]などのデータは偏りがあります。たとえば、**国立がん研究センターなどは難しい症例が集まるので、5年生存率がどうしても悪くなる。**逆に、初期のがん患者さんばかり集まるところは、5年生存率が高くなるのは当然です。だから、鵜呑みにしないでほしいですね。

森山　ボクシングと一緒です。弱い相手とばかりやっていたら勝率も高くなります。強い相手とやれば勝率が下がる。どの病院を選べばいいかとよく尋ねられますが、あるレベル以上を保てていたのならいいわけで、メディアが1位か2位かを決めるのは好ましくない。

田口　さらに私なら、自分の希望を言いやすく、きちんと話に耳を傾けてくれる先生、性格の良い先生に治療を頼みますね。

森山　少なくとも、**セカンドオピニオン**[*12]をお願いした時に嫌な反応をする医師は、問題がありますね。さすがに昨今は、あまりセカンドオピニオンを否定する医師はいないかな。私自身、セカンドオピニオンは、どんどん受けてほしいと思います。

田口　セカンドオピニオンについて言えば、患者さん側の言葉に困ることがあるのも本音です。セカンドオピニオンに行った後、私のところに戻ってきて、「先生、どの治療法がいいか分かりません。最善のものを教えてください」と訊いてくる。治療法はどれも一長一短がある。最善と言われても、患者さんによってそれぞれ最善は違います。

●「あなたの親だったら、どうしますか?」という訊き方もある

森山　そう、がん治療は、どれを選んでも、メリット・デメリットがあります。患者さんの

＊11　がんの治療開始から、5年後の生存している人の割合。治療の効果を表す目安となる。

＊12　今かかっている医師の診断や、治療法が適切かどうか、患者が別の医師や医療機関で「第2の意見」を求めること。昨今は、「セカンドオピニオン外来」を設ける病院も増えている。

側に、とにかくどんなデメリットも受け入れたくないという気持ちがあると、対応が難しくなりますね。がん難民（34ページ＊25参照）化してしまう患者さんもいます。セカンドオピニオンどころか、4人、5人、6人、7人……と医師をぐるぐる回って、自分が望むのはどんな治療なのか、わけが分からなくなってしまう人もいる。自分の病気だから自分である程度、基本的な決断を下すという心構えも、同時に持つべきだと思います。

また、患者さんの中には**「この治療をすると、絶対に助かりますか？」と質問してくる人がいるのですが、これがまた難しい。「絶対」というのは、医療にはないのです。**そのような場合は、「私だったら、～するかな」というニュアンスで、できる限り勧めるようにしています。「迷い続けてばかりで、あなたが覚悟を決めないと、不幸になりますよ」と患者さんにも話しています。

田口　治療法に迷ったならば、「自分の親だったら、どの治療法を選びますか？」と医師に尋ねるのも手です。医師と患者という立場ではなく、医師が患者さん本人あるいは家族だったらと置き換えて考え、答えられるような質問の仕方を工夫してみることを勧めます。

第3章

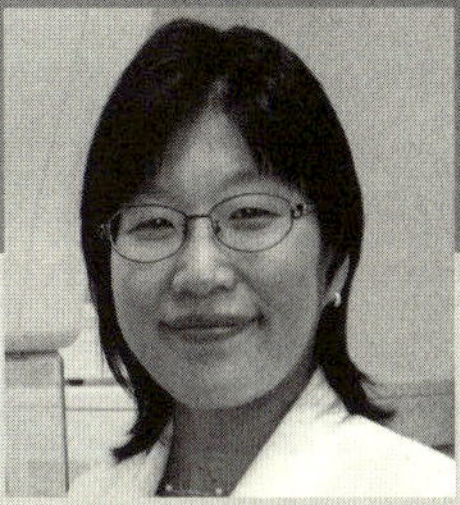

明石定子

Sadako Akashi

昭和大学医学部乳腺外科学教室 准教授

〈主な経歴・資格など〉

1990年　東京大学医学部医学科卒業
1992年　国立がんセンター中央病院外科レジデント
1995年　同乳腺外科がん専門修練医
1996年　同乳腺科医員
2008年　同16A病棟 医長
2011年より　昭和大学医学部乳腺外科学教室 准教授
2014年より　昭和大学江東豊洲病院乳腺外科 科長

医学博士
日本外科学会専門医・指導医
日本乳癌学会乳腺専門医・評議員
検診マンモグラフィ読影認定医
日本がん治療認定医機構暫定教育医
日本臨床外科学会評議員
日本癌学会評議員 他

～明石定子先生が考える、がん治療に大切な3つのポイント～

「治療法は目覚ましく進歩しているが、
大切なのは早期発見」

「がんリスクを減らすための
日常生活を心がける」

「最初の治療段階で、
医師と患者さんの信頼関係を築くこと」

● 乳房の予防的切除

田口　明石先生は、乳腺外科の第一線でご活躍中です。乳腺外科といえども、まだまだ外科医は男性医の数が圧倒的です。その中で、明石先生の存在は大変大きいと思います。先生は今まで、どれくらいの乳がんの外科手術を執刀してこられたのですか？

明石　２２００件は超えていると思います。

田口　乳がんの治療といえば、２０１３年に、**アンジェリーナ・ジョリー[*1]さんが予防のために乳房切除を行った**というニュースが世界的に話題となりましたね。あれをきっかけに、我が国でも**「遺伝性乳がん[*2]」**という言葉が注目を集めています。乳がんを発生しやすいＢＲＣ[*3]

＊1　アメリカの人気女優であるアンジェリーナ・ジョリーさんが２０１３年５月「ニューヨーク・タイムズ」紙にて乳房の予防的切除をしたことを発表。「私はこの話をすべての女性にオープンに語りたいと思う」と語り、世界中で話題となった。彼女の母親と叔母は乳がんで亡くなっている。

＊2　正式名称は「遺伝性乳がん・卵巣がん症候群」（ＨＢＯＣ）。

Ａ１、ＢＲＣＡ２という**遺伝子の変異**を親から受け継ぐことで、高い確率で乳がん、卵巣がんを発生する可能性があるというのが、遺伝性乳がんです。

明石　遺伝子に変異があると、87％という高い確率でがんを発症する可能性があるとされていますが、アンジェリーナ・ジョリーさんの場合は乳房切除をしたことで、その確率が４％まで下がりました。ハリウッドの人気女優である彼女が、まだ乳がんを発症していないのに乳房を切除・再建し、発表された。この影響はとても大きいです。

田口　アンジェリーナ・ジョリーさんの一件以降、日本では何か変化がありましたか？

明石　私が所属する昭和大学でも、**倫理委員会**[*4]を通すなど予防切除の準備を整えました。しかし、実際に乳房の予防的切除を実施した方はまだいらっしゃいません。おそらく、倫理委員会を通して予防的切除を行ったケースは、**聖路加国際病院**[*5]だけではないでしょうか。それも数例です。

●乳がんのリスクが高い人とは？

田口　それにしても、日本人における乳がん発生数は増えていますね。

明石　かつては、欧米諸国と比較して圧倒的に少数でした。昨今の日本人の食事の欧米化が、この背景にあると考えます。私が乳腺外科に入った頃（1990年代）は、今のように乳がんが注目される時代が来るとは思ってもいませんでした。

田口　そもそも、乳がんのリスクが高いのは、どういう人なのでしょう？

＊3　乳がんや卵巣がんが多く見られる家系について調べたところ、この2種類の遺伝子の変異が関係していることが分かった。しかし、どの家系にも必ず関係しているとは断定できず、この遺伝子の病的変異が見つからなければ、遺伝性乳がんにならないとは言い切れない。

＊4　医療行為および医学的研究行為が十分な倫理的配慮のもとに行われるために、各病院が設置している機関。

＊5　聖路加国際病院は東京都中央区にある総合病院。同病院は、国内で先駆けて2011年7月に倫理委員会を通し、乳房の予防的切除手術ができる体制を整えた。

明石　「一度乳がんになったことがある人」「乳がんにかかった家族や血縁親族がたくさんいる人」「子どもを産んだことがない人や、35歳以上の高齢初産の人」「初潮が早かった人、閉経が遅かった人」「良性乳腺疾患の既《き》往《おう》がある人」「胸部への大量の放射線被曝経験がある人」「閉経後の肥満の人」などが挙げられます。

田口　閉経後に肥満になった人というのは、乳がんになりやすいのですか?

明石　はい、閉経後の肥満は乳がんのリスクという面においても問題になります。欧米人は年齢と共に乳がんの患者数が右肩上がりになります。日本では、かつては40代後半の乳がん患者さんが一番多かったのですが、最近は欧米型に近づいて閉経後の肥満による乳がんが増え、60代前半にもグラフ上ピークを作るようになりました。ちなみに若い世代の場合は、比較的痩せていて背が高い人のほうが、成長ホルモンの分泌が多く、乳がんになりやすいといわれています。

田口　それ以外ではどうでしょう?

女性の部位別がん死亡数の推移

資料:独立行政法人国立がん研究センターがん対策情報センター
Source: Center for Cancer Control and Information Services, National Cancer Center, Japan

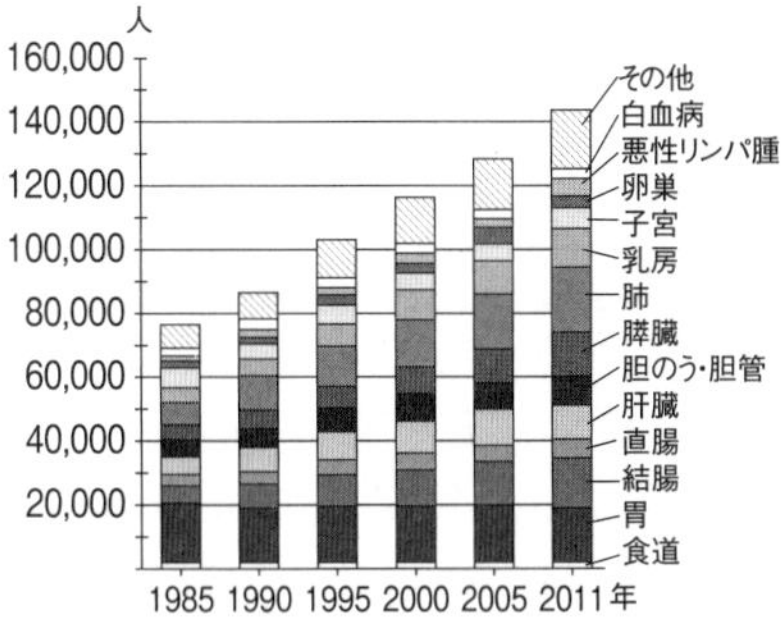

乳がんの年齢別がん死亡率推移

資料:独立行政法人国立がん研究センターがん対策情報センター
Source: Center for Cancer Control and Information Services, National Cancer Center, Japan

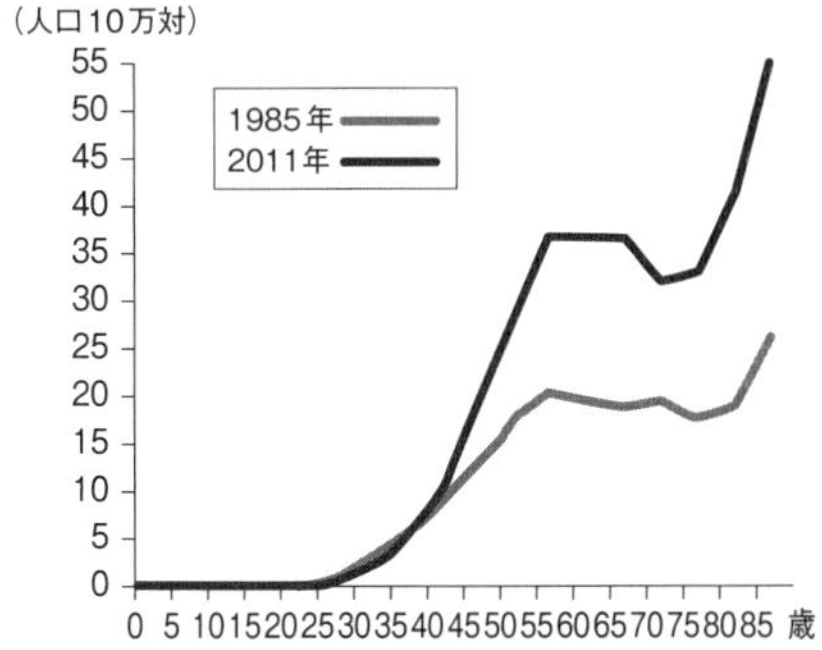

乳がんになった時の年齢

資料:日本乳癌学会 全国乳がん患者登録調査報告
(2011年次症例)

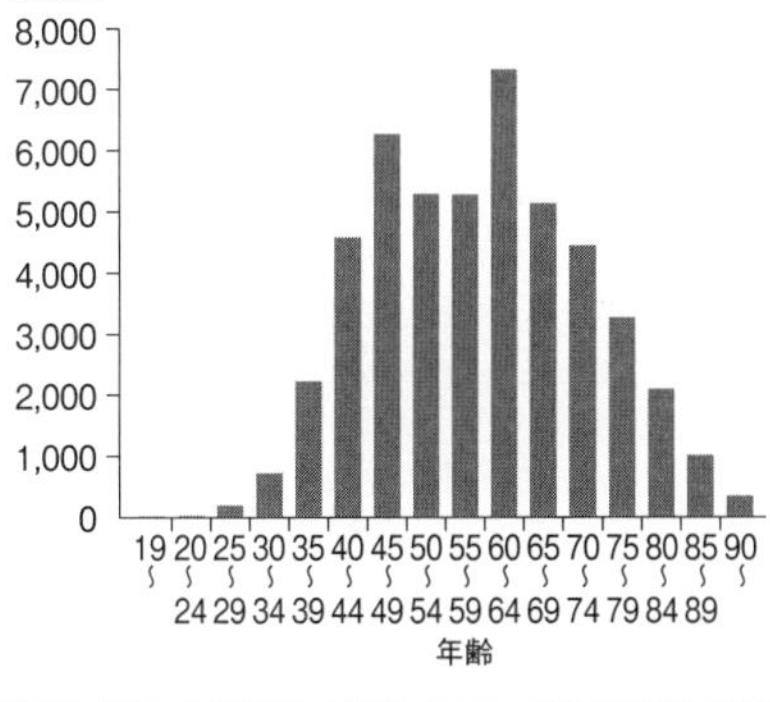

明石　「アルコールの多量摂取」「長期間にわたる**ホルモン補充療法**[*6]」もリスクになります。

田口　「遺伝性乳がん」の体質かどうかは遺伝子検査で調べることができますが、どのような人が遺伝子検査を受けたほうが良いでしょうか？

明石　「40歳以下で乳がんを発症したことがある」「乳がんや卵巣がんになった親姉妹、親戚が多数いる」「トリプルネガティブの乳がんになった、両側の乳房が乳がんになった、あるいは両側乳がんになった血縁者がいる」といったケースの方は、遺伝性乳がんに関する遺伝子検査を考慮すると良いと思います。

田口　トリプルネガティブ乳がんとは、エストロゲン受容体・プロゲステロン受容体・がん遺伝子の**HER2**[*7]の3つが腫瘍細胞に出ていない乳がんのことです。この場合、ホルモン療法やHER2を攻撃する**分子標的薬**[*8]も効かず、一般的に予後が悪いと言われています。乳がん患者全体の15〜20％がトリプルネガティブ乳がんであると言われていますね。

明石　**遺伝性乳がんに関する遺伝子検査にはメリット、デメリットがあります。**

メリットとしては、「早期発見ができること」「予防薬の内服や予防切除などで発症のリスクを減らせること」「家族で情報を共有できること」が挙げられます。一方、デメリットとしては、「がんになりやすいと診断されたことで未来への不安が生じること」「時に夫婦間、家庭内での軋轢《あつれき》を生む可能性のあること」などが挙げられます。また、遺伝子検査で「遺伝性乳がんではない」と分かったとしても、それは、「あなたは乳がんに絶対になりませんよ」と太鼓判を押されたわけではありません。

田口　私自身が**臨床遺伝専門医**[*9]でもあるため、東京ミッドタウンクリニックでも遺伝性乳が

＊６　婦人科系の疾患に対して、女性ホルモン分泌の促進、もしくは抑制を薬で行う治療法。更年期障害や骨粗しょう症にも用いられる。

＊７　ＨＥＲ２「ハーツー」と読む。がん細胞の増殖に関わる遺伝子タンパクのこと。乳がんの病理検査では、必ずＨＥＲ２タンパクの有無を調べる。現在、「ＨＥＲ２陽性」と判定された場合にだけ、分子標的薬の治療を行っている。

＊８　抗がん剤と呼ばれる薬は、厳密には「抗がん剤」と「分子標的薬」の２種類に分けられる。前者のほとんどは「細胞毒」という性質を持ち、正常細胞も攻撃するため様々な副作用が生じる。これに対し、分子標的薬は、がんの増殖に関係している分子だけを阻害するため、比較的副作用が少ないとされている。

＊９　昨今の遺伝子医療の進展に伴い、臨床遺伝学の専門家として認定された医師。

ん・卵巣がんなどの遺伝子検査を提供しています。遺伝子検査はこうしたメリット、デメリットをきちんと理解して頂くことが非常に重要ですね。当院でも臨床遺伝専門医や**認定遺伝カウンセラー**[*10]**による遺伝カウンセリング**を事前に受けてもらい、ご理解を得られた場合に限り、検査を行います。

明石　そうですね。中には必要以上の不安を抱えている方もいらっしゃいますので、専門家による遺伝カウンセリングをしっかり受け、正しい情報をきちんと理解して頂く必要があります。**遺伝子検査には、事前のカウンセリングが必須です。**

●まずは早期発見の大切さを知ること

田口　あきらめないがん治療のためには、他のがんでも同じですが、いかに早期発見に努めるかが大事ですよね。

明石　乳がんも早期発見であればあるほど、治癒《ちゆ》の確率は高くなります。**乳房温存**[*11]は乳がん治療の大きなテーマですが、やはり早期であるほど、乳房を温存できる確率も高くなります。

ぜひ、年に1回は検診を受けてほしいですね。そして1ヵ月に1回は**自己検診**[*12]を心がけてほしいです。

田口 **マンモグラフィ検査**[*13]と**超音波検査**[*14]は、年代で使い分けたほうがいいですか？

明石 マンモグラフィは乳腺組織がしっかりと残っている女性にはあまり向いていないのです。ですから20～30代ぐらいの若い女性は、マンモグラフィより超音波検査のほうが適して

＊10 認定遺伝カウンセラーとは、臨床遺伝専門医と連携し、遺伝に関する問題に悩む患者さんを援助すると共にその人権を守る専門家のこと。遺伝子検査を受ける前に、こうした専門家による遺伝カウンセリングが必要。

＊11 乳房の全摘手術に対し、がんを部分的に切除し、乳房の形をできるだけ整える手術のこと。現在日本では、乳がん手術を受ける人のうち、約3人に2人が乳房温存手術を受けている。

＊12 月に1回、自分で乳房をチェックし、しこりがないかどうかを確かめることで、早期発見に繋がる。

＊13 X線を用いた、乳房専用のレントゲン検査。乳房を上下および左右から圧迫し、薄く平らにして片方ずつ撮影する。触診や超音波だけでは見つかりにくいがんも発見できる。

＊14 エコー検査のこと。診察台の上に仰向けになり、皮膚にゼリーを塗って乳房の内部を観察する。

いるでしょう。また、アンジェリーナ・ジョリーさんのように遺伝性乳がんのリスクが高い人には、**乳房ＭＲＩ検査**[*15]が最も有効であるとアメリカでは推奨されています。

田口　乳房ＭＲＩ検査は、検査時間が長い、造影剤の注射が必要、良性の病変までたくさん見えてしまうという欠点もありますが、現段階では乳がんを最も見つけやすい検査であることは確かですね。

明石　乳がんになるリスクが高いと思われる人は、乳房ＭＲＩ検査を早期発見のためのひとつの手段として取り入れることを検討してもいいと思います。ひとつの検査で１００％乳がんを早期発見できるというわけではないので、その人、その状況に応じて、様々な検査を組み合わせるのがよいと思います。

●時代と共に変化していく手術法

田口　この30年余り、乳がんの外科手術は画期的に変化を遂げましたね。進行がんばかりだった１９００年代に提唱された、「疑わしいものはすべて切除する」ことで乳がんを治癒させたハルステッド手術という方法が、長年にわたり世界の常識になっていたわけですから。

明石　まず、乳房温存術が1980年代から徐々に日本でも広がっていきました。アメリカやイタリアの研究で、乳房を温存しても生存率に影響がないという報告が上がったのです。それまでは、乳がんになったら乳房はもちろん、腋《わき》の下のリンパ節と筋肉まで摘出するという、今、先生が仰ったハルステッド手術が一般的な方法でしたから、これは大きな方向転換でした。ただ、乳房温存は、日本では恐る恐る広がっていった、という感じでした。

もうひとつの乳腺外科での大革命は、90年代後半からの、**腋窩《えきか》**[*16]**リンパ節郭清《かくせい》からセンチネルリンパ節生検への変換**です。

---

*15　強い磁力を発生するＭＲＩを用いて病巣を画像化し、診断する検査。マンモグラフィや超音波よりも精度が高い。

*16　郭清とは、がん周辺のリンパ節の大部分もしくは、すべてを摘出すること。乳がん手術では、進行がんが多かった19世紀に確立された、乳房周辺のリンパ節をすべて取り除く手術（リンパ節郭清）が標準治療とされていた。しかし昨今、リンパ節に転移がなければ、リンパ節郭清を省略しても生存率が変わらないというデータが示された。現在は手術中にセンチネルリンパ節という部分を取り出し、検査することで転移の有無を調べることができ、転移がなければ不必要なリンパ節郭清をすることはなくなった。

田口　それまで、乳がんは乳房周囲のリンパ節へ転移しやすく、そこから遠方の臓器に転移すると考えられていたのですよね。

明石　そうです。かつては手術で腋の下のリンパ節をきちんと取り除くことで、がんの進行状況が分かり、全身への転移も食い止められる——ということで、腋窩リンパ節郭清が行われていました。しかし、薬の発達に伴い、リンパ節郭清による生存率改善効果はどんどん小さくなり、それよりも、センチネルリンパ節を調べて、転移状況により術後の再発予防のための薬や放射線治療を適切に選択することが重要だということが分かってきました。ただし、リンパ節に明らかな転移がある場合は、神経浸潤などの予防のために郭清が必要です。

　センチネルリンパ節は、リンパ管に入ったがん細胞が最初にたどり着くリンパ節。ここにがんの転移がなければ、腋窩リンパ節への転移はないと考え、それ以上の腋窩リンパ節郭清は不要です。このセンチネルリンパ節生検は、乳房温存の時とは違い、あっという間に広まりました。情報の伝達速度が全然違いました。

田口　当時、明石先生は国立がんセンターに所属されていましたね。国立がんセンターでは、そうした新しい技術を積極的に取り入れようという方針でしたか？

明石　いえ、どちらかと言えば、**新しいものに飛びつくのではなく、エビデンスをきっちり積んでいこう、その積み重ねの上で治療を行っていこう、という方針でした。**

田口　マンモグラフィ検査が普及し始めてからは、何か変わりましたか？

明石　乳がんの早期発見率は高まりました。ただ、進行がんは少ししか減っていないため、マンモグラフィ検査の普及によって見つけなくてもいい（まだ治療しなくてもいい）早期がんもあるのではないか？　という議論があるのも事実です。ただし、そのようなごく早期のがんが見つかった時、手術しなくても大丈夫ながんかどうかを判断するのは、とても難しいことです。

田口　マンモグラフィがなければ見つかっていないであろう、ごく小さながんを見つけた場合、進行しないという根拠がないのに放っておいていいものかどうか、ということですね。

●がんと恐怖感

明石　進行するものかどうか分からないので、半年ごとに診ていきましょうというのが、患者さんにとって幸せかどうか？　それとも、小さくてもがんが見つかったのならば、できる限り小さい範囲で切除手術をして決着をつけるのか？　**どちらが正解かは、患者さんの考え方にもよります。**

田口　なるほど。ある論文には、**「患者さん本人がどれだけがんを怖いと思っているか」が大きい**とありましたよ。その中には遺伝子検査なしに、予防的乳房切除を受けた人がいます。血縁者に乳がん患者が多数いるという濃厚なヒストリーがあり、不安が解消されればいいと。**また、遺伝子検査で「陽性」と診断されても、いろいろな変異があり、実際はグレーゾーンの場合もたくさんある。**ある程度がんのリスクを分かっていることが必要ですが、予後も含めて、上手に情報を活用すべきだと思いますね。

明石　そう思います。検査だけに限らず、先ほど申し上げたような乳がんのリスクを高める「閉経後の肥満予防」に努めたり、「アルコールの多量摂取」を避けるという日常生活での心がけも有効です。

田口　ところで乳がんの患者さんは、やはり乳房温存に強い関心を持っていますか？

明石　もちろんです。乳房を温存したいという気持ちは本当によく分かるし、私としてもできる限り叶えてあげたいけれど、「温存は難しいかな」という状態の患者さんも、当然いらっしゃるわけです。

田口　悩みますか？

明石　外来中でも真剣に悩む場合はあります。何がこの患者さんにとって一番良い方法か、患者さんと一緒に悩み、模索します。自分の体の組織を使った乳房再建だけでなく、昨年（２０１３年）からはシリコンを使った乳房再建も保険適応となりましたので、選択肢は増えました。どんな治療でも治りそうな段階ならいいですが、がんがかなり進行している厳しい段階の患者さんですと、特に悩みます。

●温存が手術のゴールではない

田口　**乳房温存を望む患者さん側からすると、温存にイエスと言ってくれる医師を選びがち**ですが、がん治療の目的は何かというと、当然ながら、がんを治すこと。

明石　患者さんの中には、乳房温存の可能性を求めて、何人ものドクターを転々とする方もいます。セカンドオピニオン、サードオピニオン、フォースオピニオン（63ページ＊12参照）……と。そうやって時間をかけているうちに、最初は可能だったはずの治療が、不可能になることもあるのです。先日私のところにいらした患者さんも、最初は切除術が可能だったのが、民間療法に関心を持たれて病院に来られなくなり、しばらくしてまた病院に戻られた時には、がんが転移していて切除術では対応できなくなっていました。**がんを治すには何をすべきか？　乳がんは、がんの中でも外見に関わる乳房の問題があるため、ややこしいところがあります。**

田口　患者さんに対して、特に何か気をつけていらっしゃることはありますか？

明石　**私は、最初の手術方法を選ぶ時に時間をかけるようにしています。**どんな切開の仕方をすれば目立たないか？　きれいな傷痕にできるか？　どんな処置をすれば形が整うのか？――しっかりと患者さんの希望を聞いて、満足のいく選択をしておくことで、お互いに信頼感も生まれますから、治療もスムーズにいくと思うのです。

田口　乳房の再建についてはどうでしょうか？

明石　がん切除は私達、乳腺外科医の担当で、再建は形成外科医の担当ですが、形成外科医がどれほどの情熱を持って乳房再建をするかで結果は違ってくると思います。
　医療機関によっては、乳腺外科医と形成外科医で共に**カンファレンス**[*17]に出て治療方針を立てることもあります。まだごく一部の医療機関でしか行われていないようですが、最初の段階から十分なディスカッションをして外科手術に臨んでいる病院は、患者さんの満足度も高いのではないでしょうか。

＊17　医療の現場において、その患者さんのより良い治療方針を決めるため、医療従事者が検討会を開くこと。

田口　乳がんの場合、患者さん側からすると、外科的に上手なのか、形成外科も上手なのか、両方を考えなくてはいけないということでしょうか？

明石　乳房再建を専門とする形成外科医はまだまだ少ないので、現実には難しいですね。大切なのは、最初の段階で医師と患者さんがどれくらい信頼関係を築けるか？　ということです。私の患者さんで、乳がんで乳房の全摘手術を受けた40代の方がいます。乳房の真ん中にがんがあって、どうしても温存が難しかった。乳房再建という選択肢も提示しましたが、その方は「私には、いりません」と再建を選択されませんでした。「おっぱいはなくなったけど、手術日を第二の誕生日と思って、新しい人生をそこから歩む。今までと同じように仕事ができて、幸せです」と笑顔で仰ってくれました。

一方で、別の70代の患者さんで、「何がなんでも乳房温存をしてほしい」と希望される方もいました。結局、温存乳房の中にがんが再発しましたが、「たとえがんで死んでも、おっぱいを残せて良かった。私は満足しています」とその方は仰っていました。私自身は、乳房を残すよりも、もちろんがんを治すほうに重きを置きたいと思っています。しかし、この患者さんのような方に出会うと、「そこまで考えて望んだのならば、希望を叶えてあげられて良かったな」とも感じます。

田口　女性の気持ちは難しいものですね。他にはどのような患者さんがおられましたか？

明石　「私、波動で治します」とか、食事療法やビワの葉など様々な民間療法だけに頼ってしまい、手術を拒まれた結果、治る機会を逸してしまう方がいます。手術をしても100％治るわけではない。それは確かにそうなんです。でも、治る確率がある、それを逃してしまう患者さんがいるのはとても残念です。

●治る機会を自ら失ってしまう人がいる

田口　抗がん剤を使いたくない、手術もしたくないという想いから、そうした治療法に走ってしまう。抗がん剤をやるべき状態なのに、自分にとって心地のいい言葉、つまり抗がん剤をやらなくても大丈夫ですよ、と言ってくれる医師のところに行ってしまう。

明石　正直、もう少しがんのことを真剣に考えて病院や治療法を選ばれたほうがいいのでは……と思う患者さんはいます。

田口　私のところには、そうした相談に来られる患者さんが多いです。よくあるのは、早期の乳がんなのに手術も抗がん剤もやりたくないから免疫療法の相談に来た、というようなケース。よくよく話を聞くと、治療に不満があるというより、主治医に不信感を抱いている様子なのです。標準治療をやらずに免疫療法というのは、正しい治療選択ではないですから、別の病院を紹介し、標準治療を受けてもらうように促します。

明石　両極端な患者さんがいると思います。ものすごく心配性な方と、乳がんなんて治る病気でしょ、と軽く見ておられる方と。そこまで深刻にならなくてもいいけれど、正しい知識は持ってほしい。病院に行くのが怖いからと、乳がんかもしれないと思いながらも放っておいて、ずいぶん悪化してから来院する人もいます。乳がんは比較的進行がゆっくりのがんですが、進行が速いケースも中にはあります。

田口　私の知人にもいました。30代前半でトリプルネガティブの乳がんが見つかり、手術でいったん良くなりましたが、1年後に白血病になり、心不全を起こして亡くなりました。彼女の場合はがんを放っておいた訳でもなく、最善の手を尽くしましたが、こんなにもがんが多発し進行が速いのかと、非常に無念です。

明石　それは大変なケースでしたね。

田口　とはいえ、乳がんは早期発見なら9割は治るがんです。しかも最近は、「乳がん」とは、ひとつの病気ではないという考えですよね。ホルモン剤が効くタイプの乳がんか、それとも分子標的薬が効くタイプか。

明石　仰る通り、ホルモン剤の効くタイプか、分子標的薬の効くタイプかが、がんの組織を取ることで比較的簡単に分かるようになり、その組み合わせで大きく4つのタイプに分けて考えるようになりました。この分類により、有効な薬が違うだけでなく、乳がんとしての性質、増殖能、再発率、生存率まで違うので、それぞれ分けて治療を考える必要があるのです。これにより治療成績がずいぶんと向上したタイプもあります。

田口　そうすると、がん生還後の生活も大切ですよね。日常生活、仕事への復帰など、医師としてどうサポートしていくかも。

明石　がんが見つかったので今の仕事を辞めます、と即決する人がいるのですが、慌てないで、と言います。仕事人間が仕事を辞めて時間ができると、がんのことばかり考えてしまい、精神的にかえってつらくなることも多いのです。「治るがん」ということは、術後、何年も生きていくということです。

田口　女性読者の皆さんにメッセージはありますか？

明石　乳がんと一言で言っても、がんの性質や大きさ、進行具合でそれぞれ違います。隣の人がどういう治療を受けた、ということではなくて、自分のライフスタイル、がん細胞の性質に一番合った治療を納得して受けてほしい。インターネットの情報は玉石混交です。流されずに、正しい情報をしっかり得て、正しい治療を選んでほしいと思います。

第4章

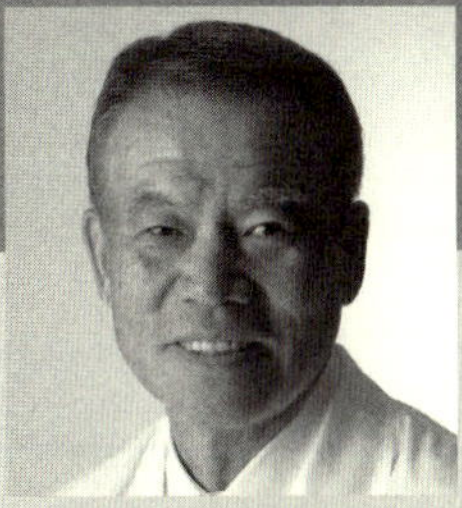

遠藤健

Takeshi Endo

日本赤十字社医療センター 副院長

〈主な経歴・資格など〉

1975年　東京医科歯科大学医学部卒業　同大学第二外科学教室へ入局

1979年　日本赤十字社医療センター外科に勤務

2007年　日本赤十字社医療センター大腸肛門外科 部長

2010年より　日本赤十字社医療センター 副院長

医学博士

日本外科学会専門医・指導医

日本消化器外科学会専門医・指導医

消化器がん外科治療認定医

日本大腸肛門病学会評議員・専門医・指導医

日本臨床外科学会評議員

身体障害者福祉法指定医（ぼうこう又は直腸機能障害）他

～遠藤健先生が考える、がん治療に大切な3つのポイント～

「10年前に治らなかったがんでも、今なら治る」

「放置しろ、という考えの医師は間違っている」

「患者さんに必要なのは、見極める力」

●10年前なら治らなかったがんが、治る時代になってきた

田口　今回、本の出版にあたり、「あきらめないがん治療」をテーマに、様々な先生からお話を伺っていますが、遠藤先生のご専門である消化器系のがんでは、やはり「手術がまず一番」となりますか？

遠藤　そうですね。私が多く行っている大腸がんに関しては、手術でだいたい8割の方が5年以上生存しています。この10年で大腸がんの治療は、ずいぶんと変わりました。大腸がんは肝臓に転移することが多いですが、その**転移性肝がん**[*1]であっても、転移巣切除後の5年生存率が（論文の報告によれば）20～60％くらいです。

　これは、この10年で外科的療法、化学療法、放射線治療など複数の治療法を組み合わせて行う集学的治療ができるようになったことが大きいですね。たとえば、がんが腹膜の中で種

＊1　肝臓以外の臓器にできたがんが肝臓に転移したもの。消化器系のがんや乳がん、肺がん、頭頸部のがん、婦人科系のがん、腎がんなどから転移することが多いとされている。

をまいたように無数に散らばる腹膜播種（27ページ＊21参照）があれば、以前は余命がせいぜい半年や1年ほどでしたが、今は化学療法の進歩でもっと延命が可能となりました。つまり、いわゆる末期といわれるがんでも、「ケア[*2]（Care）」から「キュア（Cure）」へという方向になってきました。大腸がんは、特にその方向に向かいつつあります。

田口　「ケア」から「キュア」へ、とは昨今がん医療の現場でよく言われるフレーズです。やはり大腸がんではそうしたケースが多いのですね。

遠藤　すい臓がん患者さんの場合でも、驚くことがあります。すい臓がんというのは、早期発見が非常に困難ながんのひとつ（27ページ＊20参照）です。これまでは診断がついてから、余命が半年から1年というのが普通のケースでした。でも、今は、TS-1[*3]などの抗がん剤を使った化学療法を手術と併用することで、かなりの延命が可能となりましたね。手術が困難なケースで、抗がん剤による化学療法だけでも、これまでは考えられなかった成果を得る場合が昨今あります。

　これは、私の知人の息子さんの話ですが、体の不調を訴え、当院で検査を受けたところ、すでに胃にまで浸潤しているすい臓がんが見つかりました。当院の前にかかっていた病院では、十二指腸潰瘍と診断されていたそうです……。それで発見が遅れた。私が診察した時には、正直、助かるかどうかは難しいな、と思うような状態でした。もはや手術ができる段階ではなく、抗がん剤治療（ＴＳ-１＋ジェムザール[*4]）を化学療法科の外来で行いました。それから半年ほどして知人から電話がありましてね。「おかげさまで、息子は元気で働いているよ」と言うのです。その後、本人が来院したので再度調べてみますと、すい臓がんはほぼ消えていました。

田口　抗がん剤治療の成果があったのですね。

＊2　「キュア（Cure）」＝「治癒」に対し、「ケア（Care）」は医療、看護、介護が一体となり患者さんを長期間にわたり多面的に支えていこう、という緩和ケアを含めた意味合い。

＊3　経口の抗がん剤の一種。一般名テガフール・ギメラシル・オテラシルカリウム。胃がん、大腸がんをはじめとする多種にわたるがんで用いられる。

＊4　抗がん剤の一種。静脈注射で投与する。一般名ゲムシタビン塩酸塩。非小細胞肺がん、すい臓がん、胆道がんなどで用いられる。

遠藤　そうとしか考えられません。他の患者さんでも、すい臓がんと診断された時にはやはりもう手術が不可能な状態の方が、それから2年余り抗がん剤治療を続けたことで、がんが小さくなっているのを確認しました。このように、時代は動いているのです。

大腸がんが増えている

田口　遠藤先生は、1979年に出身校でもある東京医科歯科大学から、こちらの日赤医療センターへ移られたわけですが、どのような違いを感じましたか？

遠藤　私は東京医科歯科大学卒業後、そのまま第二外科学教室に入ったのです。第二外科学教室は消化器外科が専門でした。途中、新潟県立十日町病院に赴き、消化器の手術を勉強しました。ところが、東京医科歯科大学に戻ったら、心臓外科の教授が上司となり、そちらをやることになったのです。しかし、私はやはり消化器外科の治療に携わりたいと思っていたところに、ちょうど日赤医療センターへ来ないかという話を頂きました。消化器系のがんというのは、基本、手術が主体となる疾患といえます。昔は胃がん、肝臓がん、食道がんなど、様々な手術を執刀しましたが、だんだんと臓器別の医療が浸透し、途中から私は、大腸がん

悪性新生物（がん）の主な部位別死亡率
（人口10万対）の年次推移

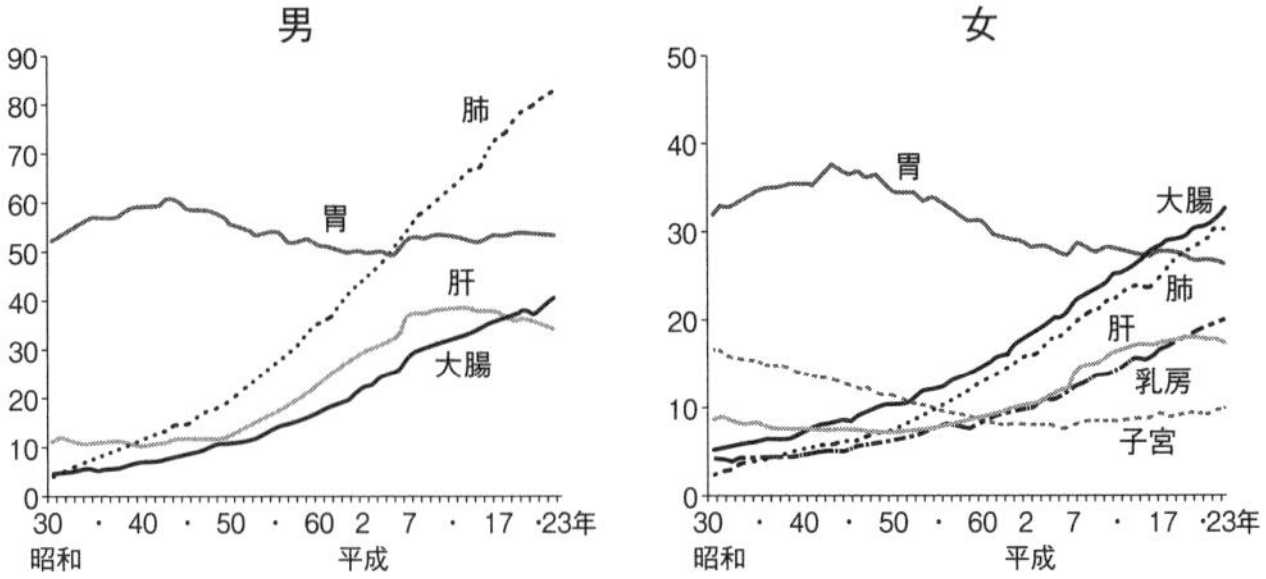

＊平成23年人口動態統計より

大腸がんの分類

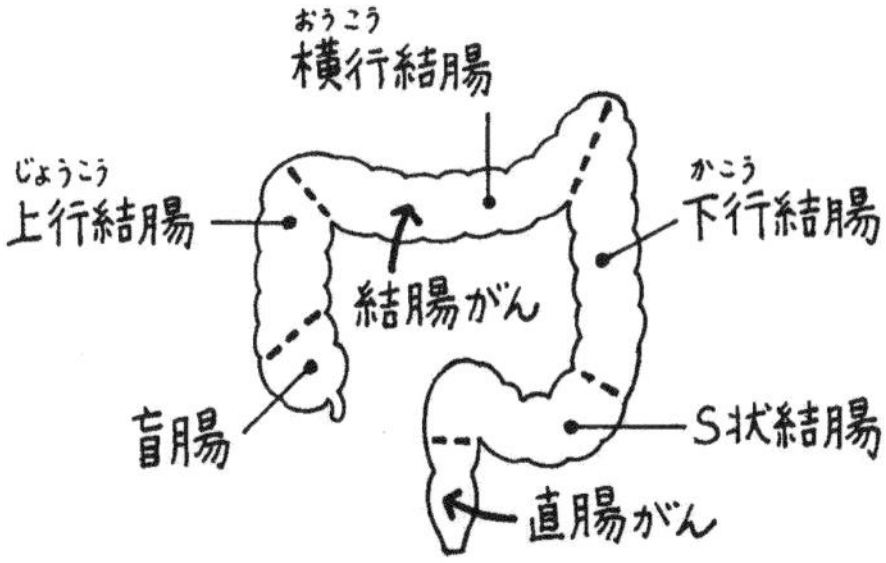

●大腸は盲腸、上行結腸、横行結腸、下行結腸、S状結腸、直腸、肛門管の領域に分けられます。日本人の大腸がんは、S状結腸と直腸にできるものが多く、大腸がんの約7割を占めるといわれています。

一筋となったわけです。

田口　我が国において、大腸がんはこの20～30年で倍増していますね。

遠藤　日本人の大腸がんの罹患《りかん》数は年間およそ10万人で、死亡数は約４万人、女性ではがん死亡率の１位は大腸がんです。２０２０年には、罹患数、死亡数、死亡率が男女共に１位になるとも言われています。しかも、今は40代を過ぎた辺りから急増している。主な原因としては、食生活の欧米化、飲酒、喫煙などが指摘されていますが、はっきりしたことは分かっていないのです。

田口　大腸がんで多いのは、**直腸がん**[*5]と**S状結腸がん**[*6]ですか？

＊5　直腸にできたがん。近くに自立神経および肛門括約筋があり、手術時にこれらも一緒に切除してしまうと、排尿・排便障害、性機能障害になる可能性がある。

＊6　S状結腸とは、直腸の手前で栄養や水分を吸収する結腸の下部にある、S字のように屈折している部位。直腸がんに比べ、切除手術後の機能障害は起こりにくいとされている。

内肛門括約筋切除術（ISR）

この切除術によって、自然肛門を温存しつつ、
がんの根治性を追求した手術が可能となりました。

[下部直腸・肛門の解剖]

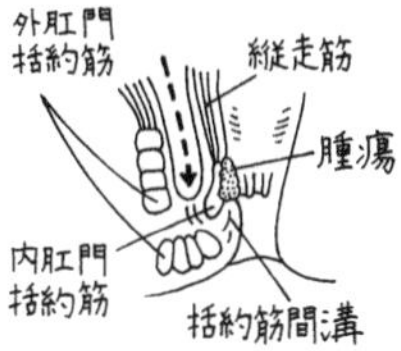

[直腸切離]

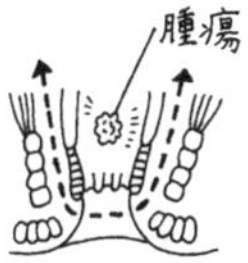

[結腸肛門管吻合]

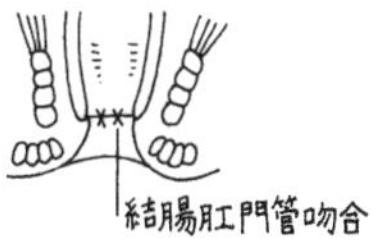

（正面から見た断面図）
内肛門括約筋と外肛門括約筋の間の括約筋間溝で剥離し、腫瘍を摘除した後に経肛門的に結腸肛門管吻合を行う。

[結腸肛門管吻合]

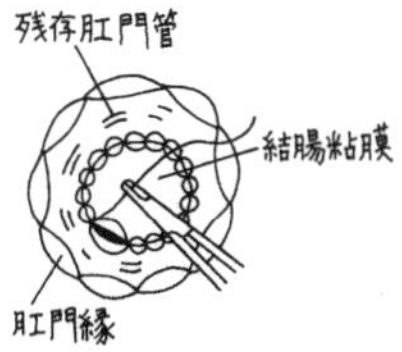

（肛門側から見た吻合手技）

結腸肛門管吻合部の安静を保つ目的で、結腸ないし回腸に一時的人工肛門を造設する。

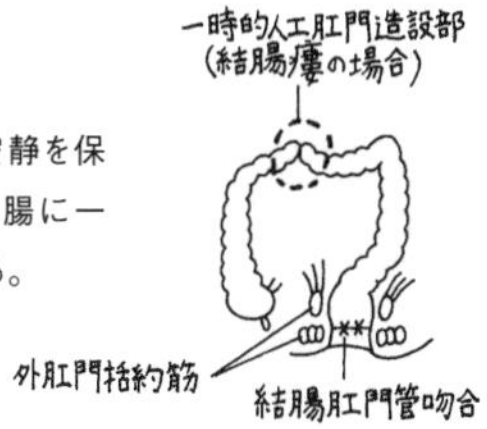

遠藤　日本人の大腸は、全長約1メートル（小腸の全長は約5メートル）あり、がんができる場所によって呼び名が変わります。大腸がんは、直腸がんとS状結腸がんが約7割を占めます。

田口　直腸がんの治療で注目を集めているのが、遠藤先生がパイオニアとも言える、**内肛門《ないこうもん》括約筋《かつやくきん》切除術**ですね。この手術について、あらためて説明して頂けますか？

●人工肛門を避けられる手術法がある！

遠藤　一言で申し上げれば、がんの場所が肛門から5センチ以内でも、肛門を残せる手術法ということです。肛門は内肛門括約筋と外肛門括約筋の2種類の筋肉でできていて、排便をコントロールしています。内肛門括約筋は自分の意思では動かせない筋肉で、外肛門括約筋は自分の意思で締めようと思えば締められる筋肉です。本来の排便では、直腸に便が溜まると、直腸の壁が押される刺激で内肛門括約筋が緩み、便意を感じます。すると、外肛門括約筋が反射的に肛門を締めて、トイレなど排便の準備が整った場所以外では便を出ないようにします。直腸切断術では、内肛門括約筋、外肛門括約筋の両方を切断しますが、内肛門括約

一時的人工肛門造設のイメージ

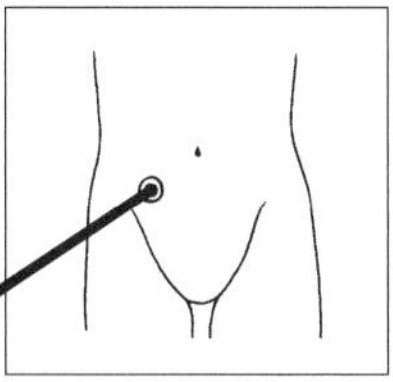

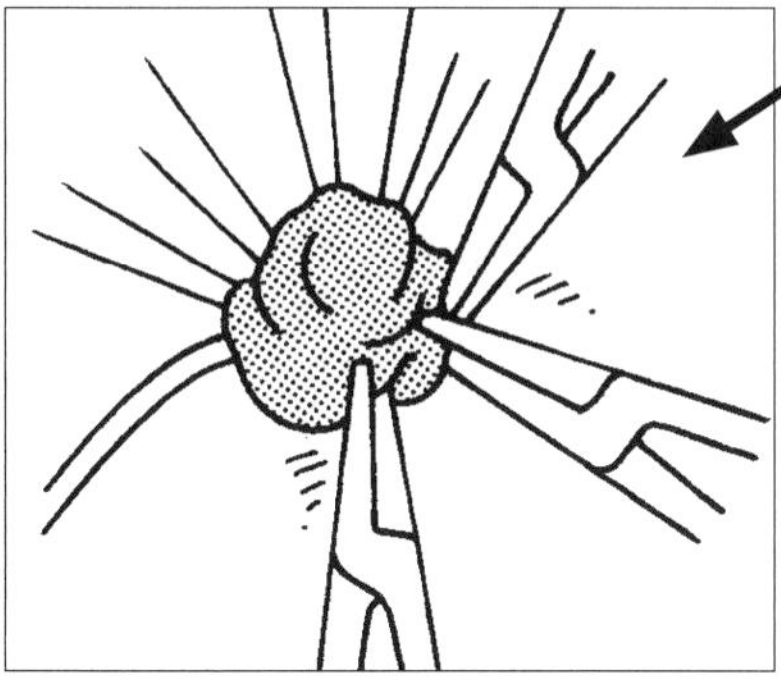

人工肛門（ストーマ）は特別な装置をつけるわけではありません。肛門の代わりに排便を行う場所として、お腹の部分に穴を開け、患者さん自身の腸を腹部から外側に出す手術を行います。

人工肛門造設後は、専用の装具を装着して便を受け止めます。その後、一定の条件が揃えば、人工肛門閉鎖手術を行い、再びご自身の肛門から排便できるようにします。

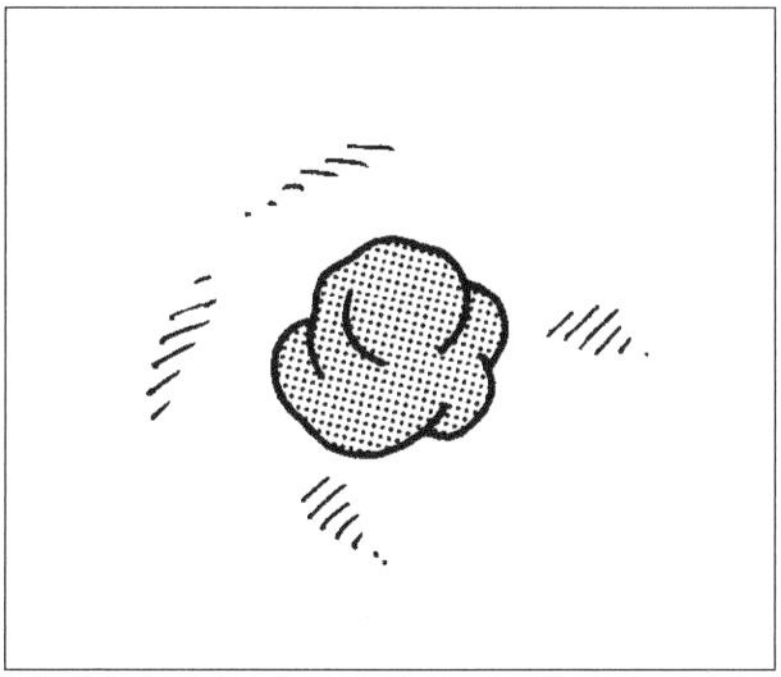

筋切除術では、その呼び名の通り、内肛門括約筋だけを切除します。

田口　内肛門括約筋と外肛門括約筋の間にある溝を電気メスで切り離していくのですね？

遠藤　そうです。内肛門括約筋と直腸を取り出した後、結腸と肛門管を直接繋ぎ合わせて、便の通り道を新たに作ります。結腸と肛門管を縫い合わせた箇所に強い圧力が掛かったり、血流が不足すると、縫い合わせた部分が開いてしまうことがあります。そうならないために、術後しばらくの間（およそ2ヵ月ほど）は、人工肛門になりますが。その後、人工肛門を閉じ、自分の肛門での排便が可能となります。

田口　画期的ですね。では、暫定的な人工肛門期間の後は、手術前の普段通りの生活に戻れるということでしょうか？

遠藤　そこまでは、なかなか難しいです。便を溜める直腸がないし、内肛門括約筋もないわけですから。つまり、「直腸に便が溜まって内肛門括約筋が緩み、便意を感じる」ということがなくなる。外肛門括約筋が締まるのが間に合わず便が漏れたり、排便回数が増えたりします。オムツが必要な人もいます。特に、最初の1ヵ月間は苦労します。
それでも、人工肛門よりは断然、快適に暮らせるはずです。直腸や内肛門括約筋がないことにも、半年から1年ほどで慣れていくと思います。便を固める作用のある薬や浣腸などを利用しながら、うまく生活している人もいます。患者さんには手術前に、「**排便機能は落ちます。しかし、生活の質は落ちない**」という説明を十分にするように心がけています。術後のアンケートでは、ほとんどの方が日常生活の制限をしていません。

田口　ただし、内肛門括約筋切除術は誰にでも適応できるわけではありませんよね。

遠藤　そうです。外肛門括約筋にまでがんが浸潤していれば、内肛門括約筋も外肛門括約筋も両方切除しなくてはなりません。また、誤解を招いているかもしれませんが、人工肛門も、一昔前に比べて、使い勝手はずいぶんと良くなり、快適さは増しました。[*7]**人工肛門の認定看**

＊7　皮膚・排泄ケア認定看護師のこと。人工肛門の人に対して、管理や装具の選択、日常生活へのアドバイス、精神的なサポートなどを行う。

護師も増えてきましたから、具体的なアドバイスももらえます。

小さく切る、がスタンダードに。小切開開腹法手術とは？

田口　つまり、遠藤先生が行っている手術は、過剰に切除をしない方法とも言えますね。

遠藤　以前は、転移などもしものことを考えて、手術の際はがんの周辺まで大きく切除することがスタンダードでした。今は、その人に応じて必要な箇所だけを、という考えです。

田口　S状結腸をはじめとする結腸がんも、小さな傷で取り切る手術が行われています。

遠藤　小切開開腹法手術ですね。結腸がんの場合は、よほどの進行がんでない限り、長さ６～８センチの小さな開腹で行います。切開部を３６０度保護する開創器で感染を予防しながら、切除する予定の結腸を体内からはがしてお腹の外に取り出し、十分なリンパ節郭清を行い、がんを切除後、結腸と結腸を繋ぎ合わせます。これによって、歩行などの術後の回復が、従来の手術よりも早くなりました。

田口　では、昨今定番となっている腹腔鏡手術[*8]はどうでしょうか？　腹腔鏡手術を、「お腹を切らない手術」と認識されている患者さんもいます。確かに傷痕は小さくて済みますが。

遠藤　腹腔鏡手術でも、小さな傷口からがんやリンパ節を取り出すので、お腹を切ることに変わりはありません。私は腹腔鏡手術を否定するわけではありませんが、この手術は、執刀する医師の技術の差が激しいという実情もある。がんは、きちんと取りきることが生存率を高めることに繋がります。腹腔鏡手術ですと、医師はモニター画像を見ながら執刀するので、見える範囲が従来の開腹法よりも狭く、医師の技術によっては、取り残しが出ることもある。そうなっては取り返しがつきません。そういう意味で、腹腔鏡手術よりも私は、小切開開腹法手術を推奨したいですね。傷痕の大きさも、それほど変わりません。

田口　腸閉塞のリスクはどうでしょう？　開腹手術を受けると、お腹を開いて小腸に触れる

＊8　下腹部に5～12ミリ程の穴を数ヵ所開けて、そこから内視鏡やその他の器具を入れて行う手術。一般的な開腹手術に比べて術後の傷が目立たない、手術時の入院期間が少なくて済むなどのメリットがある。

ことが多くなるため、腸が閉塞しやすくなりますよね？

遠藤 それに関しても、小切開開腹法手術では、傷口が小さく小腸との接触が減少するため、腸閉塞を併発する可能性が非常に低いのです。腹腔鏡手術も、4～5つの穴を体に開けてお腹の中を操作するので、腸閉塞のリスクと無縁ではありませんよ。

田口 手術時間は、腹腔鏡のほうが長いのでしょうか？

遠藤 長いですね。読者の皆さんにはぜひ、開腹手術の利点もしっかり理解して頂きたいです。腹腔鏡にももちろんメリットはあります。しかし、ベストとは限りません。そして、開腹手術は、かつての「大きくお腹を開いて、出血量も多く、腸閉塞のリスクが高い」といったものではなくなっているということも知ってほしいですね。

● 大腸がんにおける、あきらめないがん治療とは？

田口 「あきらめないがん治療」という視点から、ここまでの遠藤先生のお話をもう一度復習すると、**まずは、人工肛門を回避できる手術法が登場したということ。**

遠藤　肛門から5センチ以内のがんでも、内肛門括約筋切除術で肛門を残せます。

田口　次に、開腹手術でも、**他臓器浸潤のある進行がんでない限り小切開開腹法手術という方法で、傷口が小さく、出血量もそれほど多くなく、手術時間が短い方法が可能になったということ。**また、腹腔鏡手術と比べて、がんの取り残しのリスクも低い上に、腸閉塞のリスクも低いと。

遠藤　そうです。さらに化学療法について申し上げれば、**大腸がんの化学療法には、手術後の再発を防ぐ「術後補助化学療法」と、手術が難しい大腸がんを小さくして生存期間を延ばす「切除不能進行再発大腸がんに対する化学療法」があります。**いずれにしろ、再発を防ぐか、がんを小さくするかを目的に、大腸がん研究会が作成したガイドラインに則って抗がん剤を選びます。近年は分子標的薬（ベバシズマブ、セツキシマブ、パニツムマブなど）も併せて用いる（73ページ＊8参照）ことがあります。

田口　放射線治療では、S状結腸がんをはじめとする結腸がんに対しては、骨転移、肺転移、脳転移といった場合の症状緩和目的が一般的です。再発率を低くしたりがんを小さくしたりといった目的で放射線を使うのは、直腸がんのほうですね。

遠藤　手術の前や後に行います。術前では、放射線と化学療法を併用させる**化学放射線療法**[*9]が増えています。肛門のすぐ近くのがんで、結構進行しているものでも、放射線を当ててから、内肛門括約筋切除術で肛門を温存できるケースが少なくありません。

田口　放射線を当てた後、手術が行いづらくはなりませんか？

遠藤　確かに、放射線治療の後は内臓の組織が脆《もろ》くなります。しかし、それは放射線の照射量によります。最近では、外肛門括約筋に放射線を当てないようにピンポイントで照射すれば、肛門の機能を落とさず、がんを小さくできることも分かってきました。

　手術は成功したけれど、微小ながんが残っている疑いのある場合や、リンパ節転移が認められたりした場合には、術後の放射線治療が検討されます。また、手術ができない局所進行性直腸がんや、術後に局所再発した場合にも、放射線治療を行うことがあります。

田口　様々な選択肢がある。だから、大腸がんは8割が手術で治るというわけですね。

遠藤　大腸がん検診などで、大腸がんの早期発見が増えているということも大きいです。当院では、**腹痛や血便などの症状を訴えて来院する患者さん、健康診断の便潜血反応で陽性反応が出て来院する患者さん、他院からの紹介の患者さんと、大きく3つのタイプの患者さんがいます。**こういった患者さんの5人に1人は、がんが粘膜内に留まり、リンパ節転移がない早期がんなのです。

昔は、「がん＝死」というイメージがありましたよね。がんの宣告は死の宣告とほぼ同じ意味合いであると。その時代と今が段違いなのは、早期発見が増えたこともそうですし、様々な治療を駆使すれば、治せる可能性が高くなったということ。また、たとえ治せなくても、長く付き合っていける病になってきたということです。

＊9　抗がん剤と放射線を同時に使用することで、より治療成績を高めることを目指す。しかし、患者さんが受けるダメージも大きくなることが予想されるため、メリットとデメリットを比較して行うことが大切。

田口　やはり、何歳になっても検診を定期的に受け、早期に発見することは大切ですね。

遠藤　そうですね。そして、がんを治せる可能性が高くなってきたことで、がんの告知に伴う情的な重みが、かなり軽減されました。**患者さんが80歳、90歳でも、私は治る見込みが少しでもあるなら、病名を告げます。**高齢者になると、2人に1人ががんですから。がんと分かったら、生きるために闘わなくてはならない。そして、それが負け戦《いくさ》になるとは決まっていません。そもそも、本人ががんと知らなければ、治療法を決められないわけですから。

田口　同感です。しかし、医師の中には、「様々な治療を試せば、それだけ治せる可能性も高くなる」ということを、あまり理解されていない方もいませんか？

　私のいる東京ミッドタウンクリニックに人間ドックを受けに来られた40代の方で、すい臓がんと多発肝転移が見つかった人がいました。私は、「すい臓がんでも治療の選択肢はいくつかあります。まだあなたは40代とお若いですし、すぐに治療を受けられたほうがいい」と、いくつかの治療法を紹介し、説明しました。ところが、どうも聞く耳を持ってくれないのです。何か理由があるのかといろいろ訊いてみると、その患者さんには子ども時代から通われている地元のかかりつけ医がいて、私のところに来る前にその馴染みある医師に相談をされたそうです。すると、その医師が、「がんは治療を受けずに放っておくべきだ」という考えの持ち主だったのです。子どもの頃から長年信頼している町のかかりつけ医からそう言われ、治療を受ける気にはなれないということだったのです。

遠藤　そういうケースは困りますね。その患者さんは、しかもまだ40代でしょう？　すい臓がんで多発肝転移は、確かに難しい状況であるのは間違いない。完治は望めないでしょう。しかし、何もしないというのは絶対に違います。

●大切なのは「見極める力」と、「正しく恐れる」こと

田口　私も同感です。**「何もするな、放置せよ」と患者に言うのは、医師として不勉強が過ぎます。**でも、その患者さんの目には、そのかかりつけ医が「良いお医者さん」に映るわけです。それまでの関係性というのは、やはり大きいですよ。しかし私は、1時間かけてその患者さんに説明をしました。そして、最終的には、抗がん剤治療を受けることを決断してくれたのです。もちろん、抗がん剤治療のキツさも、また、副作用はある程度コントロールできる時代になっているという説明もきちんとしました。

遠藤　残念ながら、基本的な知識がない医師がいますね。もちろん、僕も大腸がんに関しては一生懸命、最新の情報を集めていますが、それ以外のジャンルでは知らないことも多い。でも、**情報量というよりも、がんの考え方そのものが、医師でない人と同じレベル、いや、それ以下という医師は残念ながら、結構います。**

田口　ものすごく勉強している医師もいれば、あるところで知識がストップしている医師もいます。生きることをあきらめずに済むがんの治療法がある今、**患者さんに求められるのは「見極める力」だと考えます。**医師の力、病院選び、提示される治療法……どれがベストかを見極めるのは、最終的には患者さんご本人なのです。

遠藤　難しいですがね……。

田口　では、遠藤先生が考える良い患者さんとは、どういう患者さんでしょう？

遠藤　やはり、私を信頼してくれる患者さんではないでしょうか。私を信頼してくれるとなると、こちらもでき得る限りの力を注いで全力で頑張ろうと思いますよね。患者さんが私を信じてくれているかどうか、こちらにも伝わるものです。

田口　情報をインターネットなどで集めることもいいけれど、医師に対してのいわゆる第六感というのは結構ものを言うかもしれませんね。

遠藤　**私が心がけているのは、患者さんに対してネガティブ過ぎることは言わないということです。**真実を隠すという意味ではありません。治療方針や病状は分かりやすい言葉で伝えますけれど、患者さんをむやみに不安にさせることは言わない。医師の役割のひとつは、患者さんを安心させて治療に臨んでもらうこと。場合によっては、「私は、たくさん手術をしてきているので、安心して任せてください」とも言います。

田口　がんは、恐れ過ぎてもダメ。

遠藤　〝**正しく恐れる**〟ということでしょうか。がんと聞くと、それだけで「怖くてたまらない」と思う人が未だにおられます。特に大腸がんに関しては、先ほどの繰り返しになりますが、手術で8割が治る。もし転移しても抗がん剤治療という手があるし、放射線治療もある。仮に再発しても、これらの治療法で完治する人もいます。だから、決してあきらめないでください、と患者さんには言います。

田口　大腸がんでは肝臓への転移も多いですが、それに関しても治療技術は進歩している。

遠藤　10年前なら余命7ヵ月前後だったような厳しい状況の患者さんが、現在ならば、抗がん剤や放射線を駆使したら何年も生きられることもある。だから、あきらめない。大腸がんや胃がんの腹膜播種も10年前は手立てがありませんでしたが、それだって今は違います。大腸がんの多発肝転移で、手術と抗がん剤治療を行い、肝切除を3回、腹膜播種切除を2回行った患者さんで、今でもピンピンしている方もいるのです。

田口　医師は、昔の知識や経験に縛られていてはいけませんね。

遠藤　肝臓と肺に転移があっても、抗がん剤治療でがんの個数が減ったり小さくなったりすれば、手術ができるかもしれない。私はね、患者さんに対して「がん治療をあきらめない」を信条にしているので、よほどの場合を除き、患者さんに緩和ケア病棟を勧めません。何かしらの治療法が残されているのであれば、それらを勧めます。

田口　緩和ケア病棟だと、痛みを取るだけで積極的な治療はしないことが多いですからね。

遠藤　がん治療の選択肢がこれほど広がった今、「何もするな、あきらめろ」という考えは、もう時代遅れなのです。

第５章

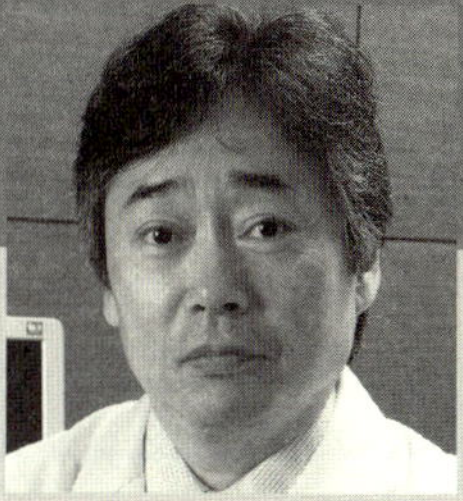

柏原賢一

Kenichi Kashihara

東京放射線クリニック 院長

〈主な経歴・資格など〉

1982年　京都府立医科大学卒業
1993年　徳島大学医学部放射線医学教室講師
　　　　Hahnemann大学（客員教授）
　　　　MGH/Washington大学にて研修
1997年　愛媛県立中央病院放射線科 部長
2008年より 東京放射線クリニック 院長

医学博士
日本医学放射線学会放射線科専門医
日本放射線腫瘍学会認定医
日本核医学会認定医
PET認定医
日本がん治療認定医機構認定医 他

〜柏原賢一先生が考える、がん治療に大切な3つのポイント〜

「放射線治療の意味を知る」

「根治と緩和は、両立できる」

「言いたいことはすべて、医師に言ってみる」

●がんは、切って完全に取れなければダメなのか？

田口　日本人のがん患者さんが放射線治療を受ける割合は、欧米人と比べて非常に少ないと聞きます。

柏原　少ないですね。厚生労働省の「がん対策基本法」[*1]の資料を見ると、**がん患者さんの中で放射線治療を受ける割合は、日本人は25％ほど。一方、アメリカ人は66％、ドイツ人は60％、イギリス人は56％です。**

田口　欧米人は5～6割の人が受けているのに、日本人は2割くらいですか。それは、放射線治療に対して被曝するのではないかといったマイナスのイメージを持っている人が欧米に比べ、多いからでしょうか？　被爆国であるということが関係しているのですかね？

＊1　2007年に施行された日本の法律。長年がんが死因のトップであるにもかかわらず、治療水準に地域格差が生じている状況を解消すること、患者さんの意向を尊重した医療が選択されることなどを基本理念として法制化した。

柏原　被曝のことについて言うと、医療現場で使われる放射線は、必要なところに必要な線量だけ照射することができるので、病気の部位に集中して放射線照射し、周囲の正常組織には障害ができるだけ少なくなるようにしています。原発事故の時から言われ続けている「放射線」の問題とは絶対的に違うものですよね。**低線量の放射線被曝はがんを抑え、免疫力を高めることが研究でも証明されています。**そういったことは、一般の方にもかなり浸透していると思います。日本人の放射線治療を受ける割合が低い理由の一因としてよく言われているのは、「日本人は欧米人と比べて胃がんが多く、胃は放射線に弱いので放射線治療の対象にならないため」ということ。けれども、最近僕は分かってきたことがあるのです。

田口　何ですか？

柏原　日本人はなぜか、「**がんを全部ひっくるめて治療できないのなら、治療ではない**」と考えている人が多いのです。

田口　「全部ひっくるめて」というのは……。

柏原　がんを切って完全に取れなければダメだと。我が国における標準治療（21ページ＊15参照）は、がんを切除できるなら手術、完全に切除できなければ抗がん剤治療や放射線治療を組み合わせる、あるいは抗がん剤や放射線単体で攻める、というのが一般的な流れですが、それらの目的は、得てして「がんを完全にやっつける」ということです。がんがあちこちに転移し、体中に散らばっていたら、「標準治療は適応できない」とされることが多い。でも、実は、放射線治療は、そういった考えとは違う方面からアプローチができるのです。

田口　つまり、従来ならば「もう打つ手がない」とされる、再発で転移が進んだがん患者さんに対しても、打つ手があると。

柏原　そうです。もちろんこれは、医師によって考えが違うこともあるけれども。放射線を照射することで、その患者さんの体内にあるすべてのがんをやっつけることは無理でも、一番大きくて、邪魔となっているがんだけでもやっつけられれば、それは患者さんにとって十分なメリットだと考えます。

田口　具体的には、どういうメリットがあるのですか？

柏原　ある60代男性の肺がんの患者さんの話を例に挙げましょう。彼が私のところにいらした時、右の肺に大きながんができていて、それによって気道が圧迫されて息苦しく、血痰も出ていたのです。非常につらい状態だったのが、放射線治療で３ヵ月後には、肺のがんが小さくなり、息苦しさ、血痰は消え、日常生活を快適に過ごせるようになりました。

もうお一人、別の例も挙げましょう。食道がんの再発でリンパ節に転移し、ものすごく大きく腫れて、首が回らなくなった女性です。「抗がん剤治療を受けているのだけれど、ちっとも良くならない、この苦しみをなんとかしてほしい」と、当院に来られた。増感剤を併用した放射線治療をすると、すごく効いて、腫れがサーッと引き、首も動くようになり、非常に喜んでくれました。結局は別の要因で亡くなられたのですけれど、ご主人がわざわざ挨拶に来られ、「最後の時間を、放射線治療のおかげで苦しみから解放されて過ごすことができ、本人は満足していました」と仰ってくださいました。

田口　なるほど。**「がんを完全にやっつける」ことだけが、がん治療のすべてではない。**たとえ、がんを全滅させられないとしても、放射線治療によって患者さんのＱＯＬを上げることができる。そういう治療の受け方もある。

柏原　まさにそうですね。ところが、医師も含めて、がん治療の在り方をそういうふうに考えていない人が未だ多いのです。放射線治療を受ける人が我が国であまり増えない背景もそこにあるような気がします。

放射線治療の目的には、「根治」と「緩和」の2つがある

田口　手術や抗がん剤治療に比べて、放射線治療の効果を正しく把握していない人も結構いらっしゃるのではないでしょうか？

柏原　確かにそうですね。放射線は、直接がん細胞を殺したり、またがん細胞が増殖しようとした時に死滅するような作用を持っています。それを利用して、**がん細胞を消滅・減少させるのが放射線治療。目的は、「根治」と「緩和」の2つがあります。**

田口　がんを完全に消滅、つまり、やっつけるのが「根治」。がん細胞を減少させて、痛みを軽減する、あるいは、食道がんで、大きくなったがんにより食道が細くなってしまった時や、肺がんで気道が圧迫されている時などの狭窄を解除する意味での「緩和」ですね。

柏原　放射線治療は、「根治」と「緩和」の両面が可能で、しかも手術や抗がん剤治療と比べて、圧倒的に副作用のリスクが低い。僕はずっと公立の病院で放射線治療と関わってきて、２００８年に放射線専門のクリニックを開きました。開院してからあらためて思うようになったのは、なぜ、多くの病院は、がん治療に放射線をもっと積極的に利用しないのだろう、利用するという発想がないのだろう、ということなんです。

　どうやって患者さんの予後を延ばすか？　と考えた時、転移で体中に散らばったがんのうち、どれかひとつでも大きながんの塊をなくしてあげれば、予後が延びる可能性が高くなるし、患者さんの痛みやつらさも軽減する。それを手術で行うとなると、患者さんへの**侵襲**《しんしゅう》*2が大き過ぎるからちょっと……となりますが、低侵襲の放射線ならば、やってみてもいいのではないか、という発想が日本人にはまだないようです。

田口　私の経験から言うと、再発・転移がんの患者さんを放射線科の医師に紹介した時、その医師は、患者さんに、「メインのがんには効くかもしれないけど、効果が出るまでに他のがんが育つかもしれないから、あんまり意味がないよ」とか「このがんは叩けても、そのことで他のがんを刺激するかもしれないよ」と治療前に言う場合が結構多い。そう言われれば、患者さんも戸惑いますよね。でもこうした放射線医の発言に、根拠があるのでしょうか？

柏原　根拠はないです。もちろん、放射線を広範囲で当てれば、正常細胞にもダメージを与えるので免疫力は落ちますし、その影響で、がんが進行する可能性もある。でも、そうならない範囲でピンポイントで当てれば、僕は問題ないと思うし、患者さんにとってもデメリットよりもメリットが大きい治療だと思います。

●がん細胞だけを狙い撃ちできるのが、放射線治療

田口　**多くの医療技術がそうですが、放射線治療も技術の進化が目覚ましい。10年前と今では全く違うはずです。**それなのに、患部にピンポイントで当てられなかった一昔前のデータを根拠に、「他のがんを刺激するよ」と患者さんに説明している医療者がいると。

柏原　それもありますし、ピンポイントで当てるという発想が、最近までそもそもなかったとも言えます。

＊2　その医療行為を受けるにあたって、身体に有害な症状が出る可能性があること。

田口　「ＩＭＲＴ[*3]（強度変調放射線治療）」が出てきてから、変わりましたか？

柏原　僕の中では変わりましたね。

田口　ＩＭＲＴは、がんの凹凸に応じて十分な照射ができ、かつ正常組織と複雑に近接しているがんにも的確に照射できる放射線治療のことですね。これによって小さながんの放射線治療成績が向上し、また、正常組織まで放射線で損傷してしまうリスクを回避できるようになりました。その他に、最新の放射線治療としては、狭い範囲に短時間で大量に放射線を照射できる「ＳＢＲＴ[*4]（体幹部定位放射線治療）」、日々の治療をより正確に行うための「ＩＧＲＴ[*5]（画像誘導放射線治療）」があります。人間は呼吸運動をしているので、どんなに動かないようにしても肺などの臓器は動いてしまいますが、ＩＧＲＴで呼吸運動に合わせた放射線治療ができるようになり、体への負担が少なくなりました。

柏原　前に私が所属していた公立病院では、ＩＭＲＴもＳＢＲＴもなかったので、ピンポイントで当てることができず、「すべてのがんは無理でも、メインのがんだけを叩こう」という考えが生まれなかった。田口先生が先ほどお話しされたように、正常組織に障害を引き起こす可能性が高く、根治性が高くなかったのは事実です。しかし、僕が院長を務めるこの東京放射線クリニックには、ＩＭＲＴ、ＳＢＲＴ、ＩＧＲＴの３つを兼ね備えた「トリロジー」という放射線治療装置があります。それを存分に使いこなせる熟練した放射線技師、看護師だけでなく、医学物理士や放射線治療品質管理士といった専門職もいます。だから今では、「ピンポイントで、確実にこのがんは叩ける」という自信がある。

田口　つまり、がんを１個ずつ潰せるという選択肢が出てきたわけですね。

柏原　「がんを１個潰しても、治ったわけではない」というのが今の一般的な医療者の考え

＊３　放射線をいろいろな方向からがんに当てる時に、放射線量に強弱をつけることができる治療。そのため、従来の放射線治療よりも周囲の正常な細胞組織に当たる放射線の量を最小限に抑えながらがん治療を行える。

＊４　従来の放射線と違い３次元的に多方向から放射線を当てる治療。肺がん、肝がん、脊髄および傍脊椎領域に適応されている。特に早期の肺がんで良好な結果が見られる。

＊５　ＩＭＲＴやＳＢＲＴの補助技術として使う治療法。小さいがんや、正常な細胞組織に隣接しているがんに放射線治療を行う場合に、より正確な位置に照射することができる。

正常細胞の損傷を抑え、がんの部分に集中照射

IMRTは、いろいろな方向から放射線をがんに当てる時に、ぞれぞれ放射線の量を変化させる（放射線の強さに強弱をつける）ことができます。放射線の量を変化させることで、がんの形が不整形で複雑な場合や腫瘍の近くに正常組織が隣接している場合でも、多くの放射線をがん腫瘍に当てることが可能です。従来の放射線治療よりも、周囲の正常組織に当たる放射線の量を最小限に抑えながら治療を行うことができます。

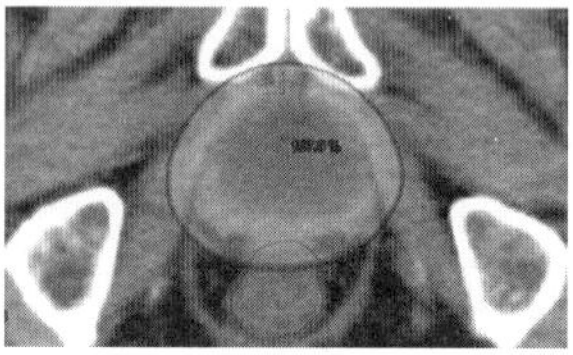

（以前の治療）

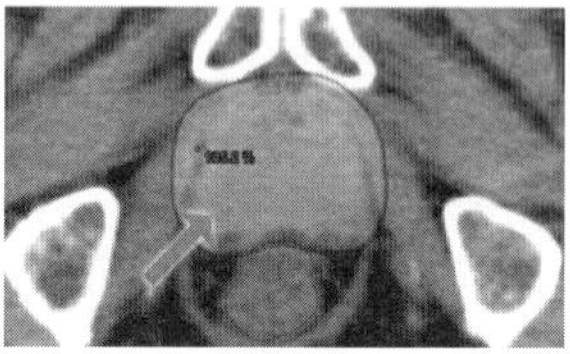

（高精度放射線治療IMRT　矢印の部分の直腸を避けた照射が可能）

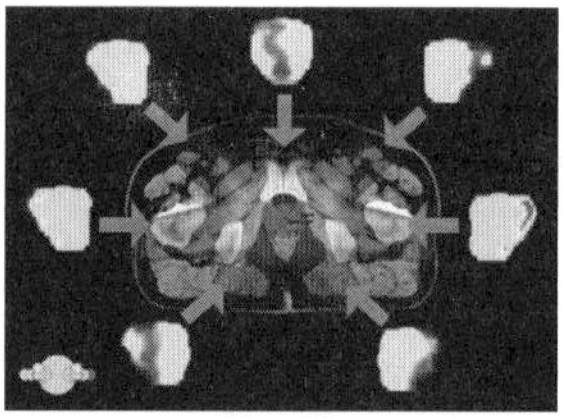

強弱をつけた放射線を多方向から組み合わせ、理想的な線量分布をつくることができる。

たとえば、従来の放射線治療の前立腺がんの治療であれば、頻尿や排尿困難、直腸出血などの副作用がありますが、IMRTの場合、周囲の正常組織への線量を下げられるという利点があるため、副作用を減らすことができると期待されています。IMRTは、副作用を軽減したより優しい放射線治療法なのです。

だけれど、**大きながんを1個潰せば、それだけ患者さんの負担は軽くなります。**肉体的にも、精神的にも、です。

田口　患者さんのメリットとデメリットを天秤にかけた時、どちらに傾くかで考えればいい。抗がん剤、特に古いタイプの抗がん剤治療では、がん細胞をある程度やっつけることができるけれど、正常細胞もやられてしまうので、体は相当なダメージを被る。大きながんを一個潰すというやり方は、なかなか難しい。しかし、今、柏原先生が実践されている最新の放射線治療では、それが可能であるということですね。

柏原　放射線治療は、副作用がほとんどありませんからね。現在つらいと感じている症状が取れる、緩和できるということだけでも、メリットは十分にあると考えます。

田口　「症状が取れても、予後が延びない治療はあまり意味がない」という意見は、昔からありますし、現在も医療者の間でよく議論されているテーマです。

　しかし、**がん治療にどこまで求めているかは、患者さん一人一人の人生観や背景によって違います。違って当然なのです。**

がん患者さんとお話ししていると、感じることがあります。がんが発見された当初は、多くの人が精神的に落ち込むし、予後についてもとても考えられる心の余裕はないけれど、治療を進めていき、一定の時間を経て、ご自身の置かれた状況を冷静に把握できるようになると、次第に「あと1年かな」「半年かな」と余命を受容していく人が多いということです。そういった方にとって、残された時間が1年くらいだとしたら、つらい治療の伴う1年となるか、痛みがほとんどない治療を受けながらの1年になるかは、重要な問題です。

柏原　現在は、ただＱＯＬだけを考えるのではなく、[*6]**生きている長さと、ＱＯＬを掛け算したような評価の仕方**をするようになっていますよね。たとえば、「大腸がんの転移で、強い抗がん剤治療を受け、その副作用で手がしびれ、皮膚がボロボロになり、それでようやく予後が半年延びた」というような時、その治療が本当に患者さんにとって正解なのかどうか？現在、私のクリニックでは、保険診療の他に[*7]**自費診療も行っているので**、保険診療では放射線治療が適用できない患者さんにも、ご本人の希望があれば放射線治療も選択のひとつに入れられる。以前のように、副作用で苦しむ患者さんを見て「負担の少ない他の治療法があるのに」とジレンマを感じることはなくなりました。

●抗がん剤をやめたい、という人に……

田口　東京ミッドタウンクリニックには、「抗がん剤治療を受けているけれど、副作用がつらいのでやめたい」とセカンドオピニオン（63ページ＊12参照）の相談に来られる患者さんが多いのですが、柏原先生のところではどうですか？

柏原　いらっしゃいます。あっちこっちの病院を回って、手術もしたし、抗がん剤治療も散々したし、でもそれが効かなくなってまた新たな抗がん剤を使ってみましょう、と担当医から言われましたが、とんでもない、もう無理です、と。

＊6　QOL（23ページ＊18参照）は、その概念においても未だ様々な議論が行われている。がんの進行に伴って苦痛が増した時、どこまで治療を続けることが、がん患者さんのQOLを尊重することになるのかはその人の価値観によるところが大きく、定義付けは難しいとされている。

＊7　抗がん剤治療同様、放射線治療においても、がんの種類、進行度によっての保険適用の有無が細かく定義付けられている。一般的な病院にある放射線治療施設では、保険適用内のみの治療を行っている場合が多いが、柏原医師が院長を務める東京放射線クリニックでは、保険適用外の治療を自費診療にて対応している。

田口　やはりそうですか。私のところにも、患者さんご本人もその家族も「抗がん剤治療はもうやめよう」と意見が一致して、相談に来られるケースが多い。しかし、肝心の担当医が「いや、まだ頑張れる」と……。

柏原　僕のところに来られる患者さんもそうです。抗がん剤の副作用で体がパンパンに腫れて、体力も低下し、ご家族の付き添いがないと移動できないという患者さんもおられます。

田口　**抗がん剤治療で完全にがんが治るなら、どんなにつらい副作用にも耐えようとする覚悟ができるかもしれない。しかし、担当医の説明は、「この抗がん剤の場合、効果がある人は15%くらいですね」と言う。**担当医には、効果がどれくらいなのか説明する責任ももちろんありますからね。しかし、患者さんにとっては、その確率でこの肉体的苦しみを引き受けなければならないのか？　という、ごく当たり前の疑問と不安を抱く。ただもちろん、抗がん剤をやめたいと私のところに来院した患者さんの話をよく聞いて、「抗がん剤治療を完全に否定するのは、時期尚早なのではないか」と思うケースもありますよ。

先日私が診察した大腸がんの患者さんもそうでしたね。その患者さんは抗がん剤治療をまだ始めたばかりでしたが、*8**奏効《そうこう》率**に比べ、副作用のつらさが割に合わないと感じておられた。

でも、スパッとやめるのではなく、薬の量を減らして治療を続ける方法もあるのではないかと思い、時間をかけて説明すると、「じゃあ、やっぱり、もう少し抗がん剤治療を続けてみます」という結論に落ち着きました。

柏原　僕も、抗がん剤治療を全否定するつもりはない。僕自身も治療の一環で使っています。まず抗がん剤治療を行い、ある程度がんが小さくなってから放射線にしましょうか、というケースもあります。ただ、その場合は必ず、この抗がん剤を使えば副作用はこれくらい、期待できる効果はこれくらいと説明をします。十分な説明もなくどんどん治療が進められて、副作用が出てきたら、誰だって「抗がん剤治療をやめたい」という気持ちになりますよ。

田口　患者さんご自身が納得できる範囲の副作用かどうか、が問題なのです。

＊8　抗がん剤など治療効果の程度を示す指標。治癒する確率ではない。

●治療の決定権は、いつだって患者さん側にある

柏原　しかし、いろいろな疑問を抱いているはずなのに、担当医に疑問もぶつけない患者さんというのも、結構いますよね。「主治医にはなかなか訊きづらいから、柏原先生に相談したいんです」と仰る人もいます。

田口　私が免疫療法の説明を患者さんにする時は必ず、今までどんな治療を受けて、主治医からはどんな説明がなされ、今後はどういう治療を受けていきたいと思っていますか？　と事細かに質問をさせてもらうのです。なぜなら、**免疫療法は単独で行うよりも、放射線治療など別の治療と組み合わせて行うのが前提ですから。どの治療方法を「主」にし、どの治療方法を「従」にして、この患者さんをサポートしていくか、患者さんご本人と一緒に、作戦を練らなくてはならない。**ところが患者さんの中には、主治医の言うがままに治療を受けてきたので、自分がどうしたいのかをよく考えずにいたという方も少なからずおられる。

柏原　医師は、治療法について患者さんに十分に説明する義務があるし、患者さんも疑問に思ったこと、納得いかないことは、主治医にどんどん訊いてほしいです。**治療法を決めるの**

は、いつだって患者さん側ですから。

たとえば、男性のがんで、[*9]**前立腺がんが近年増えていますけれど**、僕自身が前立腺がんになったのなら、絶対に手術は拒否しますね。外科手術の場合、膀胱《ぼうこう》周辺の神経が損傷して尿失禁が起こったり、男性機能を失ったりと、僕にとってはデメリットのほうが大きいと思うからです。放射線治療ならば、男性機能は30％くらい低下するけれど、尿失禁のリスクはほぼありません。それに、普通に生活しながら治療を受けられます。[*10]**それでいて、手術と放射線治療では、治療成績はほとんど変わらない**ですから。

でも、同じ程度の前立腺がんであっても、すべての患者さんに放射線治療がベストとは限らない。手術と放射線治療の絶対的な違いは、「放射線治療はがん組織を取り除くものでは

＊9　日本では患者数が少ないがんのひとつだったが、１９９０年代後半から急激に増えている。食生活の欧米化が増加の原因のひとつとして挙げられているが、それ以外の背景として、近年手軽に検査が受けられるようになったため、早期に発見される患者さんが増加したという見方もある。

＊10　東京放射線クリニックでは、前立腺がんの患者さんに対してＩＭＲＴ（＊３）とＩＧＲＴ（＊５）を駆使して治療を行っており、手術をした場合と同等の治療結果が出ている。しかし副作用が生じる割合は低く、手術では治療困難とされる前立腺周囲や精嚢へ広がっているがんの場合も治療が可能。

ない」ということ。ごく稀に放射線治療の効果が少ないがんも存在し、治療にある程度の時間もかかる。とにかく、がんを体内から取れるだけ取り除いて、白黒ハッキリつけたいという人には、手術のほうが向いているのかもしれない。

田口　その決定権も、患者さん側にある。言われるがままにせず、様々な情報を集めた上で、自分にとってのベストな治療法を決めることが大事です。でも、様々な情報を集めることが難しいのが、実情ですよね。外科医ならば手術を推すし、腫瘍内科医ならば抗がん剤を推すのは当然の帰着ですし……。本来は、腫瘍内科医は多方面からがんを見て、治療法を検討しなければならないと思うのですが、今は一方面からしか、がんを見ていない人が多い。

柏原　木を見て森を見ずではないですが、**診るのは病気だけで、患者さんを診ない医師が増えている。**良くないですよね。

田口　山に近づき過ぎて、ひとつの道しか見えない。

柏原　放射線治療を行っている医師の場合は、放射線治療だけを勧めることはまずありません。外科医はまず手術を、腫瘍内科医はまず抗がん剤治療を勧めることが多いけれど、放射線科医は、可能な限りの選択肢を並べて、どれにしますか？　と患者さんに決めてもらう。

田口　しかしながら、「**この場合は放射線治療がベストです**」という時も当然ありますよね？

柏原　もちろんです。ある50代の肺がんの患者さんは、当初は手術をすることしか考えていなかったのですが、私のところにいらして、最終的に放射線治療を選ばれた。２センチ以下の早期肺がんで他にも複数ヵ所、経過観察の病変があったのです。

田口　なぜその方は、放射線治療を選ばれたのですか？

柏原　手術をする場合は、両肺の３分の１の切除が必要で、すると、手術後はどうしても肺の機能が低下します。そのためウエイトコントロールなどが必要で、これまで通りの生活が難しくなるという気がかりが実はご本人にはあったのです。それで、当院にセカンドオピニオンを受けにいらしたのですが、検査結果から、放射線でも治癒が望める状態で、治療期間は準備も入れてがん１ヵ所につき10日ほどで、治療後は普通に生活ができるというお話をしました。早期がんであること、50代という働き盛りであることなどから考えて、私は放射線治療がベストだと思いました。その患者さんはしばらく考えられ、放射線治療を選びました。今もお元気でバリバリ働いていらっしゃいますよ。

●「根治」と「緩和」は二者択一ではない

田口　そして放射線治療は、緩和としての役割も大きい。

柏原　副作用がないから、緩和には一番良い方法ですよね。肺がんで大きいがんは手術で取れたけれど、手術で取れない小さいがんがあちこちに散らばっているような時、抗がん剤治療なら副作用があるけれど、放射線治療なら副作用がなく対処できる。緩和目的なのに副作用で苦しめるというのは、許されないですから。

田口　私は「根治」と「緩和」という概念が、二者択一であってはいけないと思っているのです。つまり、根治目的の治療の中にも、当然緩和医療が必要なわけです。

柏原　大病院には、**緩和科**[*11]（緩和ケア科）という科があるでしょう？　あれって、どうなんだろうと思うことがあるのですが……。

田口　緩和科に来たのだから、もう積極的ながん治療は全部外しましょう、という方針の病院があります。そして、そう言われた患者さんが、私のところを訪れて、「本当に何もしなくていいのでしょうか？　確かに抗がん剤は効きにくくなっているけれど、気力も体力もまだあるのです」と質問されることがよくあります。**抗がん剤治療が無理でも、放射線で叩けるがんは叩く**という方法もまだ残っているのに、それは無視されている、もしくは患者さんに説明していない、ということも多くあるようです。

柏原　無視するというより、その事実を知らない医師が多過ぎるのですよ。まだはっきりとは言われていませんが、放射線ががんを全部やっつけることができなくても、免疫反応を誘導して、何ヵ月も経ってから、がんが消えるという可能性も見えてきている。放射線のメカ

＊11　積極的な治療ではなく、がんによって生じる様々な痛みや不安を和らげることが目的の診療科。

ニズムの中に免疫反応を引き起こすというシステムが組み込まれているのだから、本来は、田口先生が先ほど言われたように、「緩和」と「根治」の二者択一ではなくて、両方を目指して放射線治療を〝普通に〟受けられるようにすべきだと思います。

田口　その時に、免疫療法も共にできれば、尚良いですね。たとえ余命を宣告されても、先のことは分からない。痛みなどをコントロールしつつ、治る可能性をあきらめない。

●より良い治療を受けるために

柏原　僕が患者さんに願うのは、「自分の希望をまずは医師に言ってほしい」ということです。セカンドオピニオンで来られた場合、治療の現状についてはきちんと話してくださる患者さんがほとんどなのですが、希望を尋ねると躊躇される方が多い。

田口　仕方ない一面もあると思うのです。現状の治療がつらいから、どうしたいかよく分からないけれど、なんとかしてほしい、という想いでセカンドオピニオンに来られるわけですから。まずは医師が、丁寧に話を伺う時間が必要ですよね。

柏原　漠然としたことで構わないから、希望を医師に伝えられるようにしておくべき。それが、納得いくがん治療を受けるポイントだと思うのです。

田口　確かに、がん治療を成功させるかどうかは、医師と患者のコミュニケーションがどれだけ取れているかが大変重要な意味を持ってくる。希望を聞いて、場合によっては別の病院を紹介することはいくらでもあります。私のところは自費診療で、患者さんとの会話に時間をかけられるので、ある意味、コミュニケーションを十分に取りやすい環境だということもありますけれど、柏原先生は保険診療の枠内で、患者さんとしっかりコミュニケーションを取っているところがすごいですね。

柏原　東京放射線クリニックは自費診療もやっていますが、7～8割は保険診療ですね。

●がん治療を否定する医療者は、現場を知らない

田口　医師にとっても、患者さんの希望をすべて伺うということは、楽な仕事ではない。たとえば、「根治」と「緩和」を目指して放射線治療と免疫療法を併用しているのだけれど、

あまり効果が出ていないなという段階になった時、患者さんから「この治療は意味があるのでしょうか？」と訊かれると、やはりつらいです。私は正直に、「このくらいは効いていると思うけれど、これには効いていないかもしれない。評価のしようがない段階」と伝えます。その上で、患者さんの希望を伺う。**「ぎりぎりまで治療を続けたい」と答える方もいれば、「もう治療はやめて好きなことをして過ごします」というような方も当然おられる。**どちらにしても患者さんの希望を尊重するのですが、どうしたって重い話になりますね。

柏原　一昔前に比べたら、ご自身の現状を受け入れて、先のことを考えられる患者さんが増えてきましたね。

田口　最近は、がん治療を否定した、何もしないで放置するのが一番だという本が話題になっていますが……。

柏原　そういった説に賛同して何も治療をしたくないという人は、そもそも僕のクリニックの門を叩かないですよ。でも、自分や家族ががんを宣告された時に、本当に「何もしない」と決断する人がいるのか？　甚《はなは》だ疑問です。

「食生活を変えたら、がんが消えた」などと謳っている本もあるけれど、ああいう本を医療者が出版するのもやめてほしいです。がんと宣告された時点で、それは悪性なのだし、進行のスピードはがんによってまちまちですが、治療は早ければ早いほど選択肢が多く、治癒率も高いわけです。がん患者さんと日頃接している医師の中で、がん治療否定論者や、食生活原理主義者の意見を支持する人は、ほとんどいないのではないでしょうか。

田口　同感ですね。彼らは現場を知らないと思います。

柏原　臨床の現場にいる医師だからといって何でも知っているわけではない。僕だってがんのことは分かるけれど、他の病気のことはほとんど分かりません。「医師は医療のあらゆる知識を持っている」と一般の方は思いがちですが、それは大いなる勘違いです。

田口　知り合いの医師で、本人にがんの脳転移が見つかった人がいました。本来ならもっと早くに抗がん剤治療を行うべきだった。「体力があるうちに抗がん剤治療を受けたほうがいい」と何度も言ったのに、「抗がん剤治療は良くない」の一点張りで、そのうち脳転移が見つかって、放射線治療を受けたけれど結局亡くなってしまった。その方は、ご家族みんな医師でした。しかしご家族は誰一人、適切な判断ができなかった。

柏原　医師のほうが自分の体に無関心という話はよく聞きますよね。

田口　柏原先生ご自身の、がんの予防対策は何ですか？

柏原　ストレスを溜めないことです。

田口　ところで、柏原先生は自分の元患者さんとゴルフをされているそうですね？

柏原　前立腺がんだった人と、毎年、春秋と2回ゴルフ大会をやっています。真剣勝負というよりも、みんなでワイワイやっているのが好きなんです。ゴルフ大会のメンバーは、元患者さん7～8人とその奥様方、クリニックのスタッフ3～4人、そして僕。最初、患者さんから「先生、ゴルフ行きませんか？」と声を掛けられて、他にも何人かゴルフ好きの人がいるので、「じゃあ、ご一緒に」という流れになりました。皆さん、お元気ですよ。

田口　このクリニックを訪れる患者さんは、やはり前立腺がんの人が多いのでしょうか？

柏原　今は、６割くらいを占めていますね。次に肺がん、そして大腸がんや乳がん。前立腺がんが多いのは、今、前立腺がんを調べる腫瘍マーカーのＰＳＡ[*12]が広く行われるようになったので、見つかる人が増えたという背景もあります。

田口　私のところに来られる患者さんでは、すい臓がんが一番多く、その次に肺がん、胆管がん、大腸がん、乳がん。やはり、治療内容でずいぶんと患者さんが異なりますね。

柏原　すい臓がんは放射線治療と抗がん剤を組み合わせて行いますが、胆管がんは放射線治療単体では根治は難しい。狭窄は緩和しますけどね。あなたには放射線治療はあまり向いていません、ときちんとお話ししますよ。

＊12　ＰＳＡ「ピーエスエー」と読む。前立腺から精液中に分泌されるタンパク質の一種で、前立腺に異常がある場合、血液中に大量に放出されて濃度が高くなる。そのため、前立腺がんの検査として、ＰＳＡ検査が最も手軽に用いられている。

田口　最後に、がんになった方にこれだけは伝えたいということはありますか？

柏原　言いたいことは言ってください。訊きたいことは訊いてください。費用の話なども含めて、疑問は持ち帰らずに、その場で解決したほうが絶対にいい。

田口　柏原先生の仰る通りです。がんの治療方針などは、患者さん一人ではなく、ご家族も一緒に聞かれたほうがいいと思いますか？

柏原　それは患者さんにお任せします。しかし、**患者さんが一人で聞いて、その話をご家族が後から聞いて、患者さんの意見が二転三転するというケースはちょっといただけない……。時間がもったいない。**意思表示を図るためには、患者さんにとって大事な人が一度に集まって、医師の話を聞いたほうがいいとは思いますが。

田口　患者さんお一人だと、頭が真っ白になってしまって一時的に何も考えられなくなるかもしれませんしね。ご家族がいれば、様々な疑問点が湧いてくると思います。

第6章

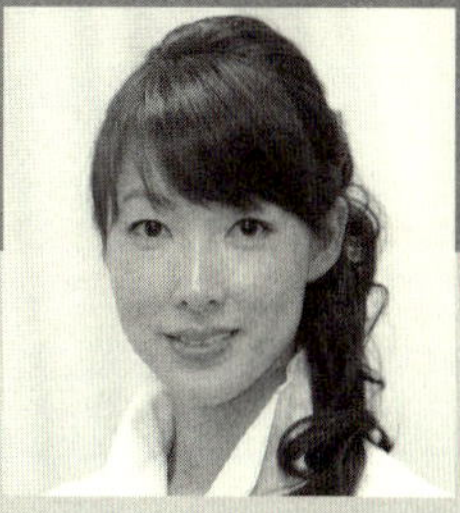

吉形玲美

Remi Yoshikata

浜松町ハマサイトクリニック 院長

〈主な経歴・資格など〉

1997年　東京女子医科大学医学部卒業 同大学産婦人科学教室入局
2003年　同大学助教
2009年　同大学准講師
2010年より　同大学非常勤講師
浜松町ハマサイトクリニック 院長

医学博士
日本産婦人科学会専門医
臨床研修指導医
日本女性医学学会（旧日本更年期医学会）ヘルスケア専門医・同学会代議員
日本女性心身医学会認定医
日本産科婦人科栄養代謝研究会幹事
更年期と加齢のヘルスケア学会幹事 他

〜吉形玲美先生が考える、がん治療に大切な3つのポイント〜

「情報に踊らされない」

「むやみにドクターショッピングをしない」

「あえて、最悪の事態を想定しておく」

大学病院とクリニック、治療法はどう変わる？

田口　吉形先生は、２０１０年まで東京女子医大の産婦人科に在籍され、その後、クリニックの院長になられました。大学病院時代は手術を中心にお仕事をされていたのですか？

吉形　はい、ほぼ婦人科病棟にいて、週に3日は手術をしていました。産科医としての仕事は、夜の当直やローテーションの隙間にちょっと入るくらいです。外来の担当もありましたので、初診で来られた患者さんの診断をつけ、手術方針などを自身で計画します。その後、教授達と相談して最終的な方針を決定したら、大学病院は**チーム医療**[*1]で診療を行うので、自分のチームでその患者さんの手術等の治療を行う、という流れですね。

田口　大学病院の産婦人科というのは、がんの患者さんが多いですよね。

＊1　ひとりの患者さんに対し、多種の医療専門職の人が連携して治療・療養をサポートしていくこと。

吉形　産婦人科病棟に入院されている7割はがんの患者さんでした。婦人科ですから、子宮頸がん、子宮体がん、卵巣がんなどですね。

田口　大学病院からクリニックへ移られようと思ったのはなぜですか？

吉形　私は卵巣に関心があって、大学病院時代は卵巣のエイジングなども含めた更年期医療・女性医療を研究していたのです。女性医療というのは、一言で言えば予防医療ですね。**女性が長く元気に過ごすためにはどうすればいいかというのが、研究の本質です。**ところが、大学病院というのは、がんの治療をはじめ、病気を治すということに重きを置いているものです。がんの治療を一通り経験したこともあり、これからは予防医療に力を注ぎたいと考えて、大学病院を出ました。

田口　確かに、大学病院で予防医療を究めるのは、難しいかもしれません。

吉形　**大学病院では、規模が大きい分、いろいろな検査に時間がかかるものです。**患者さんお一人お一人を拝見して、その方の体の状態に応じて、婦人科以外にもいろいろな検査が必要になってきますよね。すると、「では、次は4階の外来へ」「次は地下で骨密度《こつみつど》の検査を」「次は2階で生理検査を」というように、あっちこっちへ行ってもらわなければならない。

　また、検査によっては予約が詰まっていて2ヵ月、3ヵ月待ちとなる場合もあります。ところがクリニックなら、必要な検査が短時間ですべてできますし、様子を見たほうがいい患者さんなら、「来週また来てください」と臨機応変に対応できます。

　そうしたことから、大学病院は、予防医療には向いていないのです。どちらが良いというわけでなく、機能が全く違うのです。今は、婦人科系がん検診他、月経トラブル、更年期障害や子宮筋腫、子宮内膜症など婦人科の全般的な診療を行っています。骨粗しょう症を含む生活習慣病のチェック・治療などもします。がんに関しては、診断までつけてから大学病院に紹介しています。また、がんの治療後のフォローアップも行います。

● 検査を受けない人達が増えている理由

田口　大学病院で研究された知識を活かして、現在は様々な診療を行っているわけですね。

吉形　アグレッシブにがんの治療に関わってきた大学病院と違い、現在はがんを予防し、早期発見をする立場にいます。

田口　子宮頸がんなどは、〝予防できるがん〟の筆頭と言えますからね。

吉形　そうです。**ヒトパピローマウイルス**[*2]が子宮頸がんの発症に関係していることが明らかになっていますから、ヒトパピローマウイルスの**ワクチン接種**[*3]が予防に有効です。また、定期的な検診により、**前がん状態（異形成）**[*4]で発見することが可能です。でも日々の診療の中で、ジレンマを感じることも多くて……。

田口　どういうことですか？

吉形　診察の際に気になることがあって、「**心配だから、この検査を受けてみませんか？**」**と患者さんに申し上げても、「今日はいいです」「別の時にまた来ます」と拒否する人が少なくない**のです。

田口　お金や時間の問題ですかね。

吉形　そうとも言えないのです。保険診療の範囲でできる検査や、すぐ終わる検査でも、拒否される人がいます。女性にとって、婦人科の診察台に上がるのはとてもストレスを感じるものです。私としては、せっかく診察台に上がるわけですから、ぜひ調べて頂きたいのです。別の**主訴**《しゅそ》*5で来院された患者さんで、初診の場合は子宮頸がんの検査を受けることを勧めています。同意してくださった患者さんで、前がん状態（異形成）が見つかることも少なくありません。前がん状態からがんに進行する方は少ないのですが、異形成の場合は慎重な経過観察が必要となります。その数が、私が予想していた数より多いことに驚いています。

田口　つまり若い女性の場合、心配し過ぎる患者さんより、むしろ心配しなさ過ぎる患者さ

＊２　１９８３年に発見されたウイルス。このウイルスには１００種類以上のタイプが存在するが、内、約15種類が子宮頸がんの原因となる発がん性ウイルスである。多くは性交渉の時に感染する。

＊３　日本では２００９年に承認され、一般の医療機関で接種することが可能。ただ、接種後に、稀に激しい副反応（アナフィラキシーショック等）が起こる場合があり、現在、厚生労働省は「積極的な推奨」を一時中断している。

＊４　正常な細胞ではないが、がんと呼べるほど悪性でもない状態のこと。放っておくとがんになる可能性が高い。

＊５　患者さんが訴える、一番主要な症状。

んが多いということでしょうか。

吉形　もしかすると、**婦人科の患者さんは、人によって病気に関する知識の差が大きいのかもしれません。**たとえば、子宮がん検診を受けて、子宮頸がんの前がん状態である異形成が分かるとします。すると、二次検診はせずに、そのまま放っておく方がいるのです。異形成とは、正常ではない変化した細胞のことで、その段階では子宮頸がんではありません。確かに、軽度異形成であれば90～95％は自然治癒します。でも、一部はやがて、がんになるのです。こういったがんになる可能性のある病変があっても、前がん病変だと、すぐに精密な検査を受けようと思われない方がいるのです。

田口　それは、がんが見つかるのが怖いという理由から？

吉形　ひとつには、インターネットで自分なりに情報を咀嚼《そしゃく》する人が増えたことが影響していると思います。**ネットで病気の知識を得てセルフチェックをし、「私は大丈夫だ」と自分で決めつけてしまう人も増えた**のでしょう。

田口　私の患者さんでもそういう傾向は見られますね。「○○というサイトでは、こう書いてあった」などと反論されると、正直、医師としては対応に困ることもある。ネットの情報を鵜呑みにしてしまう人ほど、かえって理解を狭めます。

吉形　インターネットのサイトでは「子宮頸部の異形成はがんではありません」と書いてあったりするのですが、よく読むと「がんになる可能性もある」という記述もある。でも、パッと得た知識に踊らされている印象を受けます。

田口　それは、大腸がんでも似たような話があります。代表的なのは、大腸がんを調べる大腸内視鏡です。当院に人間ドックを受けに来られた方で、40歳を超えていたら、「一度は大腸内視鏡を受けましょう」と必ず言うようにしているのですが、「あれは嫌なんで、いいです」と拒否される。確かに、受ける前は憂鬱《ゆううつ》になるのが当たり前です。しかしながら、最近、私も大腸内視鏡を受けたのですが、これはある意味**デトックス**[*6]だと思いました。検査を受ける

＊6　体内に溜まっていた毒素を排出すること。

ためにお腹を一度、空っぽにしますからね。寝ている間に全部終わりますし、痛みを伴うものではないのです。そうした私の実体験を伝えて、「私もやってみましたが、良いデトックスになりました」と2回も3回も言えば、次第に患者さんの意見が変わってきて、「先生がそこまで言うのなら、やっぱりやろうかな」となります。

吉形 患者さんに検査をひとつ受けてもらうにも、医師の根気が必要となることは確かにあります。「なんか嫌だから」、「ネットにはこう書いてあったから」などの理由で検査を拒否することで、早期発見できるチャンスをみすみす逃さないようにしてほしいと思います。

卵巣がんは抗がん剤が良く効く

田口 吉形先生はなぜ産婦人科医を目指されたのですか?

吉形 排卵や生殖の不思議に魅せられたのです。女性の体を、自分のことも振り返って、よく知りたいという気持ちもありました。また、産婦人科は外科も内科も全部できる診療科であるというところも魅力でしたので、何の迷いもなく産婦人科に決めていました。東京女子医大の産婦人科医局に入局して、最初の6年間は産科と婦人科、お産も手術もまんべんなく経験しました。6年目からは更年期医療を研究しながら、手術中心になりました。がんの手術をチームのトップとして行うようになったのは、10年目くらいからですね。良性疾患の手術は7〜8年目くらいでトップになるものなのですが、悪性疾患であるがんの手術は、なかなかトップにはさせてもらえないのです。

田口　10年目でトップというのは、それほど遅くはないですよ。

吉形　早いくらいです。消化器系の外科医ですと、10年目でもまだ全然ですものね。婦人科は、外科医の中でも比較的独り立ちさせてもらえるのが早い診療科です。

田口　その頃、メインでやっていた手術は？

吉形　子宮頸がん・子宮体がんが一番多いですね。卵巣がんも多かったです。卵巣がんは進行すると転移します。がんが大きくなる前に転移することもあります。卵巣がんは婦人科がんの中でも化学療法（抗がん剤）が最も良く効くがんなので、手術と化学療法を組み合わせることが一般的です。手術の後に化学療法を行ったり、先に化学療法を行って、ある程度がんを小さくしてから手術を行い、さらにその後、化学療法を行うなど、患者さんの年齢、**がんの組織型《そしきけい》**[*7]、ステージ（61ページ＊10参照）、他の病気との合併などを鑑みて、治療の組み合わせを決めています。いずれにしても2回、3回と手術を行うことが多い。それらで、どこまでがんを取りきれるかが予後に関係してきます。

田口　特に卵巣がんは、外科医としての技術が問われるがんですよね。

吉形　はい。手術だけでなく、抗がん剤のタイミングや種類も含め、総合的な判断が必要な点でも、卵巣がんは本当に難しいがんと言えますね。卵巣がんの転移は、腹腔内（お腹の中）にがん細胞が散らばる腹膜播種が中心です。自覚症状が乏しいがんなので、腹膜播種の状態になってから、病変が見つかる患者さんが卵巣がんでは大半なのです。

　消化器系など、他の臓器では、腹膜播種の状態になると、手術はもうあきらめる場合が少なくないのですが、卵巣がんは抗がん剤が良く効くので、散らばったがんの病巣をできる限り多く取り除くことが重要になってきます。私は**肉眼病変**[*8]1センチ以下を目標に、見えるものはすべて取りきる気持ちで手術をしていました。術後に残ったがん組織が少ないほうが再発のリスクが減ります。ただ、腹膜播種など広がった病巣をどこまで取り除くかは教科書には載っていないので、患者さんの年齢や体力、合併症も考慮した上で、病院や医師の経験値によって方針は変わってくると思います。

田口　そのように忙しい手術の合間を縫って、**卵巣のエイジング**[*9]を含む更年期障害の研究をされていたのですか？

吉形　そうです。臨床もあるので、夜間や休日に病理学教室に通って、免疫染色の実験をしたり、データ解析や論文作成等、研究の時間に充てていました。

田口　ご自身の子育てと並行して、大変なことも多かったのではないですか？

＊7　同じ部位にできたがんでも、そのがん細胞の組織によって、「組織型」といった分類をする。治療法も違ってくる。

＊8　肉眼で診断できる病変のこと。

＊9　卵巣から分泌される女性ホルモンの全身作用、並びに加齢により女性ホルモンが低下することによる身体への影響や変化。

吉形　医師になって3年目で出産しました。当時は、医師としても一番忙しい時期でしたから、ワークライフバランスが大変でした。でも、出産や子育ての経験は、産科領域では非常に意味があったと思います。この時、こんな感じにお腹が重くなるんだとか、お腹が張ったらこんな感じだとか、陣痛の痛みだとか、身をもって分かる。教科書の知識だけでなく、実体験から得た具体的なアドバイスを患者さんにできる点で大いに活かされています。

田口　それが婦人科の女医さんのメリットでもありますね。男性医師にはできないですから。

吉形　婦人科の患者さんに対しても、育児をしながら働いている女性が病気になった時の大変さやつらさを理解できる。患者さんの想いに共感できるという意味では、すごく視野が広がったと思います。対女性の診療科なので。

●婦人科がんには「奇跡」が多い？

田口　大学病院時代に、印象に残っている患者さんはいますか？

吉形　どの患者さんにもそれぞれ想いがありますけれど、先ほどもお話ししたように、婦人科がんは卵巣がんをはじめ、抗がん剤が効くケースが多いのです。病期が進んでいて、正直、難しいだろうと思った患者さんでも、驚くほど良くなるケースは珍しくありませんね。

　奇跡的で貴重な体験をさせてもらった患者さんと言えば、とある検診センターで久しぶりに婦人科のがん検診を受けたら、子宮筋腫のようなものが見つかったという68歳の方がいました。それで私の外来に来られたのですが、検査をすると、筋腫ではなく卵巣がんでした。かなり進行しており、ご家族には最悪の事態も説明して手術に臨みました。初回手術は8時間を要し、人工肛門も造設。その後も計3回の手術、また何度かの抗がん剤治療も行いました。すべての治療が功を奏し、人工肛門を戻すこともでき、無事に術後6年経過して、現在は再発もなく大変お元気にお過ごしです。

田口　抗がん剤が良く効いたのですね。

吉形　別の患者さんで、やはり卵巣がんの方なのですが、腹膜播種でお腹の中にがんが広がり、腹水と同時に、胸水まで溜まるようになったのです。それで肺が圧迫されて、息切れがひどい状態でした。横になることもできなかったのです。もちろん、手術ができる段階ではありません。ところが抗がん剤が非常に効いて、がんが小さくなり、その後、手術ができました。結果、がんはきれいになくなり、今はお元気に過ごしています。

田口　**卵巣がんは、抗がん剤が効く人にはかなり効果が見られるのは確かです。**ただし、卵巣がんが治療しやすいがんかというと、そういうわけでは決してない。がんを遺伝子で分類して、この遺伝子のタイプのがんにはこの抗がん剤が効く、という研究が今、行われています。たとえば近年新しく見つかった**ＡＬＫ融合遺伝子**[*10]は、がん細胞の増殖に関わる遺伝子の中でも、特に増殖の能力が強いことが分かっています。ＡＬＫ融合遺伝子は、肺がんの非小細胞がんの患者さんの3～5％に見られるのですが、すでにこの遺伝子をターゲットにした薬が登場しています。これを使えば、かなりの確率でがんをやっつけることができる。

吉形　すごいですね。

田口　ＡＬＫ融合遺伝子のように、同じ肺の非小細胞がんでも、遺伝子のタイプで分類すると、がんの見方が全く違ってくる。東京ミッドタウンクリニックでも、がん組織を患者さんから頂いて、アメリカの遺伝子検査を行っている会社に送って調べてもらう試みを始めています。３００ほどの遺伝子解析を行い、「このがんには、このパターンの薬が効くかもしれない」というレポートが送られてきます。治験中だったり、未承認であったりして、使えるものと使えないものがあるので、それをどうするかが今後の課題ですが、**遺伝子検査がベースとなるがん治療が確立しつつあります。**

吉形　それが普及すると、がん治療が相当変わりますね。

田口　ひとつのがんに対して、がん細胞は1種類ではないのです。がん細胞の中にあるがん組織を見ると、様々な種類に分かれるでしょう。これからは、今、悪さをしているがん細胞の遺伝子を調べて、それを叩いた後に違う細胞が現れたら、またその細胞の遺伝子に合う薬をチョイスしていくという治療に変わっていくと思います。単純に、Ａという薬を出して効かなかったからＢ、Ｂが効かなかったらＣというような、従来のファーストライン、セカン

＊10　肺がん（非小細胞肺がん）の新しい遺伝子タイプとして、昨今注目を集めている特殊な遺伝子のこと。がん細胞の増殖に関わる遺伝子の中でも、特に増殖能力が強いことが解明されており、今後の肺がん治療研究の大きな鍵とされている。

ドライン、サードライン（61ページ＊9参照）という流れではなく、です。

吉形　ピンポイントで抗がん剤を選ぶ時代が来るわけですね。

●がんをきっかけに健康長寿になることもある

田口　婦人科のがんの話に戻しましょう。吉形先生は現在のクリニックでは、がんの治療後の患者さんのフォローもなさっているのですよね？

吉形　そうです。私ががんを発見して、大学病院に紹介して治療を受けられた後に、また私のクリニックに戻って来られる患者さんもいれば、東京女子医大時代に担当して、そのままご縁を繋いでいる患者さんもいらっしゃいます。患者さんにとって、お腹を切った医師の存在は大きいようです。私が病院を変わっても、「先生がいるところに行きます」と、ずっとついて来てくださるのです。遠方に引っ越されたのに、新幹線や飛行機に乗って定期的に来てくださる方もいます。

田口　がんの相談以外でも、そうした患者さんがついて来てくれるのですか？

吉形　きっかけは手術の担当医だったことですが、その後はそれぞれ違います。定期健診で来られる方もいれば、高血圧や高脂血症など生活習慣病の相談や、骨粗しょう症のチェックなど本当に様々です。がんという経験を経て、皆さん、健康に長生きしたいという意識を持つようになるのです。**私はよく、健康に自立して寿命を全うしましょう、と患者さんにお話しします。私もそうなりたいですし、がんを経験して一度命の限りを真剣に考えた患者さん達は、それに同意してくださいます。人間的に成熟されるのだと思います。**「がんになって、人生観が変わった」「自分はがんだったけど、小さい手術で終わったし、早く退院できた。今後も健康に過ごさなくては」と仰る方は多いです。入院すると、終末期を迎えた患者さん達の姿を同じ病棟で見るわけですから……。

田口　**5年間再発しなければ、がんは治ったと見なされます。いわゆる、がんサバイバーと呼ばれる人達です。**しかし、何年経過してもどこかに再発への不安感を持っているのは当然です。そういう方達のフォローを続けられるのは、素晴らしいことだと思います。

吉形　がんの治療が終わったから婦人科から卒業する、というのではなく、これから元気に老後を迎えるために婦人科に通い続けようと考えてもらえているのは、医師として嬉しいですね。今では女性医療といって、婦人科疾患と生活習慣病を総合的に診ていくことが、婦人科の役割となっています。**何歳になっても女性には婦人科は必要な存在なのです。**

田口　アメリカでは、そうしたがんサバイバーの方達が、現役の患者さんの相談相手になっているそうです。同じ体験をした人の話を聞くことで、患者さんが勇気づけられる。日本では、こうした活動はまだ難しいようです。病状が同じレベルのがん患者さんとボランティアが話すことに意味がある。でも、それは病院側で率先してなかなかできないし、病状が重い人はそういう場に出てきてくれないという問題もあります。

●ドクターショッピングを繰り返す人達

吉形　患者さんには、医師をもっとうまく利用してほしいと思います。必要な検査を受けてくれない患者さんがいるというお話を先ほどもしました。インターネットや友人がこう言っていたということより、患者さんの目の前にいる担当医の話をまずは信じてほしい。この患者さんは、私の言葉を真っ直ぐに受け取ってくださっていないなと思うことも、正直あるのです。医師は長年の見識を総動員して、患者さんにベストと思われるアドバイスをしているのですから、にわか仕込みの知識よりも、医師の声に耳を傾けてほしい。それが、時に思わぬ病気の早期発見に繋がることだってあるのですから。

田口　病気に対してどう向き合うかは患者さんが決定することですが、その決定のためには正しい情報がないとダメですね。

吉形　婦人科のがんは短期間で急激に進行するケースも少なくありません。セカンドオピニオン（63ページ＊12参照）を受けることも時には必要ですが、中にはドクターショッピング[＊11]をしてしまう患者さんがいらっしゃいます。**標準治療で治る見込みが十分にあったのに、ドクターショッピングの結果、戻ってきた時には末期になっていたというケースを見たことも**

＊11　ひとつの症状で、複数の医療機関を訪ね歩くこと。セカンドオピニオンとは少し意味合いが違い、どの医療機関に行っても結局納得ができず、決断ができない状態のことをこう呼ぶ。

あります。そういう時は、とても悔しい。助けられた患者さんなのに……と。

田口　がんには、進行が遅くて比較的時間の余裕があるものと、そうでないものがある。たとえば同じ婦人科系のがんと言っても、乳がんは進行が遅いので、時間をかけて最適と思える医師を探すこともできる。しかし卵巣がんはそうはいかない。まだそれほど大きくない卵巣がんで手術日も決まっていたのに、わずか２週間で一気に大きくなって、骨盤浸潤（骨盤にまで広がる）まで至ったという患者さんの話を聞いたことがあります。

吉形　私のいた大学病院では「卵巣がんは初診から何日までにオペを組む」と徹底して決められていました。それでも、田口先生のお話のようなケースが起こるわけですね。特にⅠ期、Ⅱ期の子宮頸がんと卵巣がんは、絶対時間をかけないでほしい。経験上、ドクターショッピングをしたから結果が良くなったという人は少ないのです。治療が１ヵ月遅れただけで、予後が全く違うのが、子宮頸がんや卵巣がんなのです。

田口　そうですね。私は、治療の前の段階、検査の時でも、少しでも悪い結果を疑う要素が患者さんに見られたら、「悪いほうから考えていきましょう。悪いほうから考えるとがんの疑いがある。だから、次の検査に進んでください」という言い方をします。変にごまかしはしない。そこで、二次検査をドロップアウトされたら困りますから。

吉形　同感です。20代でも子宮頸がんは発症します。若い患者さんであっても、早い段階で言います。伝え方は患者さんの年齢や性格などにより、工夫することはあります。そうしないと、次の検査・治療に進んでくれませんからね。ただ、きちんと伝えても、進んでくれない患者さんが残念ながらいますが……。

田口　検査にしても治療にしても、決断を先延ばしにされて手遅れになるのは困ります。**私達医師は、決断の手伝いはできるけれど、決断そのものはできない。情報に踊らされることなく、自己決定力をもっと持ってほしいですね。**

吉形　迷ったり、先に進むのが怖くて足がすくんだり、ということの連続が、がんという病気です。でも、私はあえて患者さんに「**最悪の状態を想定すること**」を提案します。

田口　自己決定力、そして、シミュレーション力も大切であると。

吉形　最悪の場合を想定しておくと、現実が厳しい状況であっても精神的に耐えられるのではないか、と考えます。最悪の場合、私はこうしたいと、早くに自分で決められる。その準備があるのとないのとでは、病気への向き合い方が違ってくるのです。

田口　**がんは、時間との勝負でもあります。**目の前のことだけではなく、先々のことまで考えておくことは、とても大切なことです。

第7章

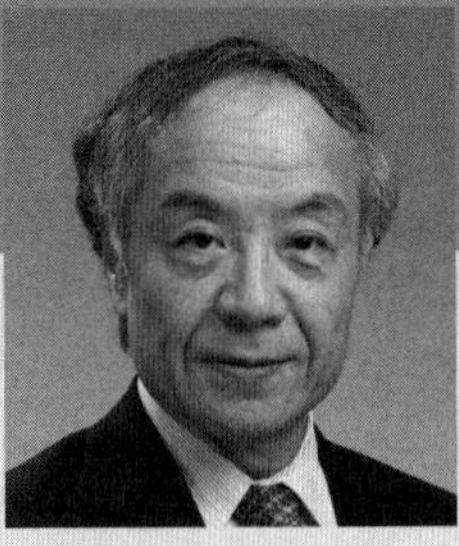

山田好則

Yoshinori Yamada

公益財団法人ニッセイ聖隷健康福祉財団 松戸ニッセイ聖隷クリニック 所長
北里大学北里研究所病院 外科・バイオメディカルリサーチセンター（非常勤）
慶應義塾大学医学部客員教授

〈主な経歴・資格など〉

1974年	慶應義塾大学医学部卒業 同医学部外科学教室入局
1983年	米国Harvard Medical School 及びMassachusetts General Hospital外科研究員
1985年	（社）北里研究所入所、北里研究所病院外科医員
2008年	北里大学北里研究所病院院長
2011年	北里大学北里研究所病院 腫瘍センター長
2013年	北里大学北里研究所病院 バイオメディカルリサーチセンター長
2014年より	公益財団法人ニッセイ聖隷健康福祉財団 松戸ニッセイ聖隷クリニック 所長

医学博士
日本医師会認定産業医
日本がん治療認定医機構暫定教育医・がん治療認定医
外科専門医・消化器外科専門医・乳腺専門医
マンモグラフィ検診精度管理中央委員会認定読影医師
インフェクションコントロールドクター（ICD）
日本化学療法学会評議員
制癌剤適応研究会世話人 他

＊本書の取材時（2013年）は、山田氏は北里大学北里研究所病院に在籍されていました。ご了承ください。

～山田好則先生が考える、がん治療に大切な3つのポイント～

「まず標準治療、その上での個別化治療」

「医師の技量だけでなく、
理念と総合力のある病院を選ぶ」

「患者に寄り添って
あきらめないドクターを選ぶ」

●免疫療法はがん治療のひとつ

田口　山田先生も私も、がん治療に免疫療法を取り入れているわけですが、あくまでも「がん治療のひとつ」と考えているという点が共通しています。

山田　そうですね。田口先生もそうだと思いますが、私も、患者さんとそのご家族に対して、「免疫療法が一番良い治療法です」というような勧め方は絶対にしません。「免疫療法を行っているクリニックに行くと、否応なく免疫療法を勧められ、すぐに治療を開始されるから要注意」などといった論調で、免疫療法が批判されることがあるようです。しかし、私達には当てはまりません。患者さんのそれまでの治療経過、検査結果を確認し、本人や家族の話を傾聴《けいちょう》した上で、その患者さんに一番ふさわしいと思われる治療法をお勧めします。

田口　でも、「とにかく免疫療法をやってくれ」と、標準治療（21ページ＊15参照）を拒否して来院する患者さんもおられるでしょう？

山田　はい。最近は少なくなりましたがね。「標準治療が嫌で、どうしてもやりたくない。

主治医と喧嘩して、とりあえずこの病院に来た。とにもかくにも、免疫療法をやってほしい」と懇願される患者さんもいます。そういった患者さんは、前の病院からの紹介状もなければ検査結果などももちろん持ってこない。

田口　つまり、主治医の許可を得ずに山田先生のところに来たということですね。

山田　そうです。そういう患者さんには、まず、「なぜ標準治療が嫌なのですか？」と理由を尋ねるところから始めます。しかしたいてい、明確な答えは出てこない。「なんとなく標準治療が嫌」なだけですから。そういった患者さんには、標準治療とは何か？　という説明から始めることになります。

田口　**標準治療は、なぜ、標準治療となったのか？　それまでの長年にわたる研究によって、効果がきちんと保証されているからです。**ですから、標準治療を全く受けずに、いきなり別の治療を受けるというのはあり得ない。私も、そうした患者さんに標準治療を拒否する理由をよくよく訊くと、標準治療について、誤解しているケースも多いですね。

山田　患者さんの気持ちをできるだけ尊重したいと考えていますが、標準治療をやらない、やりたくないという人に、「では標準治療はせずに免疫療法を行いましょう」と言うことはありません。標準治療にはやはり、一定の効果が期待できる。治療結果の格差をなくすための治療が標準治療なのです。それを受けた上で、免疫療法に興味があるなら標準治療と併用して行いましょう、あるいは別の治療法を考えましょう、となるのが賢い選択だと思います。「標準」という言葉の語感からだと思いますが、患者さんはよく「標準治療の上に何か別の、良い治療法がある」と考えてしまいがちです。免疫療法は標準治療よりすごい、というふうに。けれども本来は「他に情報がなければ標準治療」という考えが正しいと私は考えます。標準治療オンリーより治癒率が上がるという情報があるならば、医師と相談のもと別の治療を加えればいい。

田口　ただ、そういった患者さんの要望に柔軟に対応するには、医師の技量がますます必要とされますよね。

山田　患者さんの希望をそのまま受け入れて、そこでできる免疫療法をそのまま行う施設も存在すると聞きます。**しかし本当に大事なのは、その施設で免疫療法ができるかできないか**

というより、患者さんに対して、がんの総合的な知識を持って、この患者さんのがんならどの治療が最適か判断できる医師がいることだと思います。

田口　私も、免疫療法を求めて来院された患者さんに、抗がん剤の話をすることもあれば、放射線の話をすることもあります。免疫療法はがん治療の補助的な治療法なので、この治療法とその治療法を組み合わせればいいのではないでしょうか、という提案の仕方をすることもよくあります。その患者さんにとって、免疫療法も含めたベストの治療法を選択し、説明するのが我々医師の仕事です。

山田　免疫療法を含め、その患者さんに合う治療法というのは人それぞれです。患者さんにも、それを理解してほしいですね。**目的はがんに打ち勝つこと。では、そのために何をすればいいか。**Ａさんには抗がん剤＋免疫療法かもしれないし、Ｂさんにはもっと抗がん剤を積極的に行ったほうがいいかもしれない。あの人がこれでがんが治ったからといって、自分がそれで治るとは限らないのです。

●活性化リンパ球から樹状細胞へ

田口　北里研究所病院では、いつ頃から免疫療法を始めたのですか？

山田　当院では**北里柴三郎**[*1]の実学の精神を受け継いで、免疫、肝臓、がんの3つを研究の柱にしていたのですが、今に繋がる活性化自己リンパ球を用いた免疫療法の研究を始めたのは、1991年からです。今年で23年になります。

田口　免疫療法にはいくつか方法があります。活性化リンパ球療法は、患者さんの血液から機能が低下した免疫細胞を取り出し、培養した後、体内に戻して全身の免疫細胞を活性化さ

＊1　きたさとしばさぶろう。北里研究所の創立者。1853年熊本県に生まれる。1886年、ドイツのローベルト・コッホに師事し、大きな業績を残す。特に破傷風（はしょうふう）菌純培養法と破傷風菌抗毒素の発見は世界の医学界を驚嘆させた。帰国後、福沢諭吉の援助により、我が国最初の私立伝染病研究所（北里研究所の前身）および土筆ヶ岡養生園（北里研究所病院の前身）を創設。その後も、ペスト菌の発見や結核の予防、また慶應義塾大学医学部の創設など医学、医学教育の発展に一生を捧げた。

せる治療法です。一方、樹状細胞を用いた免疫療法（35ページ参照）は、直接がんと闘うわけではなく、がんと闘うリンパ球に「この細胞と闘いなさい」と指令を送る樹状細胞を取り出し、培養して体内に戻す治療法です。

山田　北里では活性化自己リンパ球療法の研究がスタートでした。もともと北里には**東洋医学総合研究所**[*2]があって、東洋医学の先生方が、がん患者さんに漢方薬を用いた治療を行っていました。多くの漢方薬の効果は免疫力と関係しています。標準治療だけでは十分でない患者さんに対し、漢方薬で免疫力を高めてもらい、がんとより良く闘ってもらおうと。その流れで免疫力向上を一歩進めて、免疫細胞そのものを対象にした治療の研究も行うことになりました。そうした研究を続けているうちに、２００７年に当院の「自己腫瘍を用いた活性化自己リンパ球移入療法」が、厚生労働省による**先進医療の認定**[*3]を受けました。

田口　先進医療の認定が取れた治療は、保険と自費の**混合診療**[*4]で治療が受けられますね。先進医療以外の一般診療は従来の健康保険で、先進医療に関わることは自費診療で、と。

山田　先進医療は医療保険の対象にもなります。生命保険会社では「**先進医療特約**[*5]」を付加している保険商品が昨今多くあります。これは、特定の先進医療を、その認定を受けた医療機関で受けた場合に限って対象となります。保険が下りれば、患者さんの金銭的な負担が大幅に減ります。

田口　その差は大きいですね。

山田　少し話が逸れるかもしれませんが、**がん保険等の保険に入っている患者さんは、特約内容をしっかりと読み込んだほうがいい**ですよ。

＊2　北里大学東洋医学総合研究所。1972年に創設された日本で最も歴史のある東洋医学の総合研究所であり、治療センターでもある。

＊3　先進医療について、2004年より、国は保険診療との併用を認めている。

＊4　混合診療とは、健康保険の範囲内の分は健康保険で賄い、範囲外の分の費用を患者さん自身が負担すること。

＊5　生命保険における特約のひとつ。この特約に加入をしていれば、国が承認した先進医療（＊3）に該当する医療技術を、同じく承認を受けている医療機関で治療を受けた場合、給付金が支払われる。

田口　逆に言えば、自分の加入しているがん保険の内容を、あまり把握していなかったり、忘れている人が多いということでしょうか？

山田　そのように感じます。保険に加入する時は、ご自分ががんになることをほとんど想定していないはずですから。いざ、がんと診断された時に、保険に入っていることは思い出しても先進医療のことまでは思い浮かばないのではないでしょうか。最初にがんの治療を受ける時は、手術等の標準治療のことでいっぱいで、免疫療法についてはまずは考えないでしょう。ところが、標準治療であまり効果が現れなかった。「では、免疫療法を組み合わせて行いましょう」となった時に、先進医療特約のことに気づいても、当院の先進医療が適応できないことがほとんどです。

田口　それはなぜでしょうか？

山田　当院が認定された先進医療は「自己腫瘍」、すなわち手術等で摘出したがんの組織が必要です。最初のがん治療で腫瘍が摘出されてしまっていると、この治療自体ができないことになり、先進医療特約も使えないということになります。

田口　ということは、最初の治療の段階で、後に免疫療法を受けるかもしれないという可能性を考えて、自己腫瘍を取り出して（凍結）保存しておいたほうがいいということですね。費用の上でも、先進医療特約のある場合には、自己負担も少なくて済むと。

山田　そういうことです。話を元に戻すと、ずっと活性化リンパ球療法の研究をしてきて、症例も重ねた。そのうち、免疫療法をやるなら、活性化リンパ球だけではなく、田口先生のところでも行っている樹状細胞ワクチン療法によってより高い治療効果が期待できると考えるに至ったのです。**リンパ球**[*6]は、がんなどの異物を攻撃する兵隊役、あるいは特攻隊ともいえる免疫細胞で、攻撃目標と戦ったらそれでおしまいです。しかし樹状細胞なら、兵隊というよりも、司令官のような役割なので、リンパ球に対して繰り返しがん細胞を攻撃するように指令できる。樹状細胞のほうが効率良くがんをやっつけられる可能性があるわけです。そこで、活性リンパ球より一歩進んだ治療として、樹状細胞ワクチン療法の研究を始めること

＊6　白血球の一種であり、免疫機能に大きく関わる血液細胞の総称。リンパ球自身が出す抗体（免疫グロブリン）などを使い、あらゆる異物に対して攻撃をする。リンパ球にはＮＫ細胞、Ｂ細胞（Ｂリンパ球）、Ｔ細胞（Ｔリンパ球）の３種類があり、それぞれ役割が違う。

になりました。現在、対象を絞り込んで臨床試験として少しずつ実施しているところです。

田口　そうした経緯から、山田先生のところの患者さんを、東京ミッドタウンクリニックにご紹介してもらうようになり、我々のご縁ができたのです。

●病院選びはハード面とソフト面の両方から考える

山田　樹状細胞ワクチン療法を始めるにあたっては、これまでリンパ球培養のために使っていた培養施設をリニューアルしなくてはなりません。そのリニューアル期間中は、これまで北里研究所病院に免疫療法を受けに来られていた患者さんを治療することができなくなります。しかし、免疫療法の途中段階の患者さんに、「しばらくはできません」とは言えません。そこで、田口先生のところへ患者さんをお繋ぎしたのです。その時にあらためて思ったのは、**樹状細胞ワクチン療法を行っている医療機関はいくつもあるけれど、この先生なら患者さんを安心してお任せできる、と思えるドクターはそう多くはないということ。**紹介先の先生のことを知らないと、大切な患者さんを委ねることはできませんよ。患者さんから言われたのも、「山田先生がそんなに信頼しているのなら……」ということでした。ハード面も大切ですが、ソフト面も大切。この言葉は、読者の病院選びの参考になるのではないでしょうか？

田口　私もそれは経験上、思っているところです。山田先生は、もしも自分のご家族が、がんをはじめとする重大な病になったなら、どういう基準で病院を選びますか？

山田　**まずは主治医が信頼できるかどうか、**ですかね。私の父親は7年前に亡くなりましたが、実はここ、北里研究所病院で逝きました。父親は腎盂《じんう》がんでしたが、83歳でしたので、がん半分、老衰半分という感じでしょうかね。がんの治療でどうすべきか、と悩むほどの若さではありませんでした。

田口　私も、父親が入院した時にいろいろと考えました。良い病院のポイントは、患者や家族が納得いく説明を主治医がきちんとしてくれるかどうか。病室やナースセンターが清潔で感じが良く、雰囲気が明るいか。**よく週刊誌などで「良い病院、悪い病院」などの特集を組まれることもあって、がんの手術数を、病院のクオリティーの高さと一致させて考える人が結構いますけど、それはおかしい**と思うのです。

山田　雰囲気というのは、見た目の清潔さや建物のきれいさだけではなくてね。

田口　看護師やお掃除する人の対応も大事です。「医療の専門家である医師から見て、良い病院ってどういうところですか?」という質問を時々受けますが、むしろ、一般の人の感覚が大事だと思います。ここは良さそう、ここはなんとなく居心地悪い、というような。

山田　今は、手術数などの数字が一人歩きしていますよね。

田口　スーパードクターや神の手などといった言葉も、一人歩きしているように感じます。

山田　医師の技術は確かに大切ですけれど、ソフト面も、それに劣らず大切。

田口　私の父親は兵庫県のある市民病院に入院したのです。田舎にある病院で、大学病院からもローテーションで医師が派遣されていました。父親は胆管がんで、心不全も併発していて、さらに頭をぶつけて硬膜下血腫があった。厄介な患者だったはずですが、主治医も看護師もとても良い対応をしてくれました。病室の窓がとても広くて瀬戸内海が見渡せる。

ターミナルケア[*7]を含めて治療を受ける場所として、ここならいいかなと思いました。

山田　それは良い病院でしたね。

田口　一方、妻の父親が入院した都内の有名病院は、院内はすごくきれいで、**急性期**[*8]の病気に対しては大変に適した病院だと思うのですが、**慢性期**[*9]にはちょっと向いていないと感じました。医師も看護師も、慢性期の患者さんにさほど重点を置いて対応してくれていないように感じたのです。特に、高齢で認知症のような症状が見られる患者さんには……。

義父は外科系の病気で入院していたのですが、実は心不全を起こして、それが原因の

＊7　積極的な治療を行わない、終末期におけるケアのこと。緩和ケアと同じ意味。

＊8　病気やケガなどで急激に健康が失われた状態のこと。明確な定義はないが、発症からおよそ2週間以内が急性期の目安となっている。

＊9　急性期のように死と隣り合わせではなく、病状は比較的安定しているものの、治癒が困難で病状がゆっくり進んでいる状態のこと。

＊10　低酸素血症になると脳に血液が足りなくなり、不穏状態となるため暴れることがある。

[*10]低酸素状態で暴れるようになりました。しかし、それには気づかず、退院させられました。ところが別の病院に再入院させたら、心不全の治療も受けられ、義父の状態が良くなった。その病院はお年寄りの患者さんが多く、看護師が対応に慣れていてお年寄りに優しかったのです。その時にあらためて感じました。病院は、医療技術、医師、看護師、その他のスタッフ、病院の雰囲気など、総合力が大切だと。

山田　**急性期の治療で優れている病院が、慢性期の患者さんに対しても良い病院かというと、そうとは言い切れません。**その点、自画自賛になるかもしれませんが、北里研究所病院はベッド数３２９床と、そんなに大きい病院ではないが小回りが利く点を活かして、急性期から慢性期、そして緩和・終末期まで診る病院を目指しています。このことは当院の「心ある医療」という病院理念に基づいた、「基本方針」にも書かれております。

●急性期から終末期までを診る、ということ

田口　北里研究所病院には、がん治療を主にした腫瘍センターもありますよね。

山田　２００９年に発足しました。私が病院長になって1年くらい経った頃です。手術等の急性期の治療は各科でするしかありませんが、がんは手術後も長く付き合わなくてはならない病気で、化学療法や放射線療法等各科共通の治療が行われます。緩和ケア（137ページ＊11参照）まで行く人もいます。それらを総合的に行えるセンターが必要だったのです。

田口　抗がん剤の専門医は抗がん剤には詳しい。しかし放射線のことはそこまで詳しくはない。同じように放射線の専門医は放射線には詳しいが、抗がん剤のことはそこまで詳しくはない。**専門医が行える範囲は、総合的に見ると結構狭いものです。**

山田　北里研究所病院では急性期はそれぞれの専門科で治療を行いますが、診療科同士の敷居が低いので、「何科の医局」という隔《へだ》てなく、コミュニケーションが取れるようになっています。

田口　北里グループの人材資源、そして横の繋がりはすごいですよね。

山田　それは誇れます。当院は主に慶應大学と北里大学から医師を派遣してもらっています。

外科について言えば、スタッフも後期研修医も慶應大学からの派遣です。慶應大学は、研修医の派遣先を30病院ほど持っています。当院では力の入った研修を受けられるということで、毎年優秀な研修医が来てくれています。とにかく働かせますよ。手術もいっぱいやらせますし、研修期間中にあらゆる知識を身につけてもらうようにしています。

田口　急性期から終末期までをひとつの病院で診ようとすると、優秀な医師をどれだけ集めるかが重要な鍵になりますね。

山田　専門性が必要な患者さんは専門科の医師が診ますが、科を超えて情報を共有し、患者さんにとっての最善の治療法を探すことも医師にとって重要な務めです。終末期まで診るということは、必然的に緩和ケアにも力を入れることになります。現在の医療制度は、急性期をやや重視し過ぎているきらいがある。だけど、がんの患者さんの約半数が緩和ケアに行かざるを得ません。「標準治療は無理です、他に良い治療法もありません、ではさようなら」などと言うことができますか？

　だから、病院の理念として「最初から終末期まで診る」と打ち出したのです。彷徨《さまよ》えるがん難民（34ページ＊25参照）を出さない。腫瘍センターとして緩和ケアも重視すると謳っていますが、腫瘍センターができるずっと前から、病院としての理念は変わらないままです。このような取り組みに対し、２０１０年に当院は「東京都認定がん診療病院」[*11]の認定を受けることができました。

個別化の治療を目指して

田口　病院近隣の開業医ともネットワークを結んでいるのですか？

山田　在宅診療支援診療所の方々とネットワークを結び、普段は在宅で、しかし容態の急変時など、病院での治療が必要な時はお引き受けする。港区が運営する在宅緩和ケア事業とも協力し、緩和ケア用の入院ベッドを常に1床確保しておく契約になっています。

＊11　国が指定する「がん診療連携拠点病院」に加え、東京都の独自制度として、国の地域拠点病院と同等の高度な診療機能を有する「東京都認定がん診療病院」を認定している。

田口　大都会だけれど、地域に密着した医療を行っているのですね。

山田　今は治療の選択肢も増えていますから、いろんな病院があっていいのではないでしょうか。急性期の治療に優れた病院があれば、急性期から慢性期、終末期まで診る病院もあって然るべきです。私は、今のがん治療は標準治療と個別化の治療をバランス良く考えなくてはならないと思っています。

田口　個別化の治療と言いますと？

山田　患者さんそれぞれで治療を考えなくてはならないということです。たとえば、一昨年当院に来られた40代のすい臓がんの患者さんは、別の病院で開腹手術を受けたのですが、結局がんは摘出できませんでした。開腹後に腹水中のがん細胞が確認され、ステージⅣBで切除の適応なしと判断されて、何もせずにそのままお腹を閉じて手術が終了していました。

田口　すい臓がんのステージⅣBだと、[*12]**手術の非適応**になりますね。がんを摘出してもしなくても予後が変わらない、場合によっては悪くなるというエビデンスがあるからです。

山田　そうです。エビデンスでは「ステージⅣBのすい臓がんは非摘出」となっています。ガイドラインあるいは標準治療上は間違っていません。でも、抗がん剤でがんが一時的に小さくなっても、完治できない。その後、そのお若い患者さんは、奥さんと共に私のところを受診されました。私が診たところでは、手術で**原発巣**《げんぱつそう》＊13である膵体尾部《すいたいびぶ》を切除することは可能でした。根治手術ではないですが、がん細胞を可能な限り少なくすること、そして先進医療である「自己腫瘍」を用いたリンパ球療法を行うことができるという理由で、リスクもあるけれど、切除を行うことにしました。何より、患者さんも手術を望んでいましたから。

田口　結果はどうでしたか？

山田　切除手術後、抗がん剤と免疫療法を併用した結果、3年経った現在でもお元気です。数ヵ月に1回、定期検査を受けるため当院に通われています。**がんを取ったら悪化するかも**

＊12　がんの進行度により、手術ができない状態のこと。その場合は、抗がん剤や放射線治療がメインとなる場合が多い。

＊13　がんが最初に発生した部位のこと。

しれない。でも、がんを取らなければ必ず悪化する。そういう時に、患者さんの希望はどうか？　何をすれば、一番良い結果を患者さんにもたらすことができるのか？　標準治療やエビデンスから離れた、個別化した治療が求められると思います。

田口　標準治療を無視して行うということではなく、標準治療は検討したのだけれど、それでは難しいというケースですね。

山田　どのような個別化を目指すのか、そこが医師の腕の見せどころですよ。標準治療を行った上で、プラスαをどうするかです。もちろん、**エビデンス原理主義というような人もいます。**エビデンスは重視すべきだけれど、エビデンスがない治療をすべて排除したら、患者さんは永久に前に進めません。エビデンス、すなわちＥＢＭ[*14]に、いかに患者さん個々の状況や希望を加味するか？　これは、ナラティブ、あるいはＮＢＭ[*15]ともいわれますが、両者の両立が非常に大切であることは、前に述べた当院の基本方針にも述べられています。

田口　そこで間違えてはいけないのは、**エビデンスがない治療をしてうまくいった時、「奇跡的だ！」とならないことですね。**

山田　そうです。**私が個別化の治療、つまりエビデンスがない治療を行う時は、慎重に慎重を重ねた上での判断ですから。**医師は、患者さんをどうにかして助けたいと思っています。そこに患者さんの「どうにかして生きたい」という気持ちが加われば、どこまで思い切った治療を行えるか、医師は真剣に考えなくてはならない。常に思っていることですが、**「がん治療をあきらめないためには、患者さんはあきらめない医師を選ぶこと」**なんです。

田口　それはとても良い言葉ですね。あきらめない患者さんは、あきらめない医師を選ぶ。

山田　先ほどご紹介したすい臓がんの患者さんも、「標準治療ではステージⅣBのすい臓がんは取れないそうだが、なんとかならないか」という本人のあきらめない気持ちがあったからこその、個別化の治療ですから。

＊14　イービーエム。Evidence-baced Medicineの略。エビデンスに基づいた医療のこと。

＊15　エヌビーエム。Narrative-based Medicine の略。科学的データだけを拠り所にするのではなく、患者さんとの対話を通じて、患者さんの物語（ナラティブ）を理解することで病気の背景を知り、身体的だけでなく、精神的、社会的な観点からも治療をするべきという臨床方法。

● 始まりはがんの研究

田口　ところで山田先生は、慶應病院から北里研究所病院に移られた最初の頃から、がんの研究をされていたのですか？

山田　そうです。ここは北里研究所病院という名前からも分かる通り、病院としては一般の総合病院のひとつですが、他の病院と異なるところは「研究」のための施設である、研究室（ラボ）や動物舎があることです。今の新棟ができる前の病院には最上階に無菌動物舎があって、私が赴任した当時、ヌードマウスという免疫の一部が欠損したマウスが飼育されていました。そのマウスに手術でがん患者から摘出した腫瘍を移植します。その上で抗がん剤をそのマウスに打ってがんが小さくなれば、その抗がん剤は患者さんに効果がある可能性が高い。一方、効かないと分かった抗がん剤はそれを使わないことで、副作用を回避し医療費も無駄にならない、といったがんの薬剤の[*16]**感受性の研究**を行っていました。

田口　先ほどの個別化治療のお話に繋がりますね。

山田　そうですね。ヌードマウスは高価でやや手間がかかることもあり、その後には試験管でがんの感受性を調べることもしました。今は、標準治療としてがんの種類と抗がん剤の相性がある程度明らかになっていますから、必ずしもそこまでする必要はありませんが、より精度の高い感受性試験ができれば、前に言ったようなメリットはまだあると思われます。

田口　最近の個別化と言えば、同じがんでも1種類ではなく、がんの遺伝子に応じて効く抗がん剤が違うということですね。代表的なのが肺がんで、肺がんの遺伝子検査をすると、いくつかのタイプに分かれる。そのタイプごとに抗がん剤を選択する。肺がんや大腸がん、胃がんといった区別で治療法が決められていますが、今後は肺がんのうちどのタイプの肺がんかを調べ、それに合わせた戦略を考えていくということになるでしょうね。

山田　一度叩いたがんが再発した場合も、タイプは変わっているでしょうから、またあらた

＊16　抗がん剤の効果や副作用は人によって個人差が大きい。そのため、血液検査によってその人にどの抗がん剤が効くかどうか、事前に調べることのできる感受性試験の研究が各施設で現在行われている。

めてがんのタイプを調べる。いよいよがんの治療法も、多種多様の時代がやって来たというわけです。

第8章

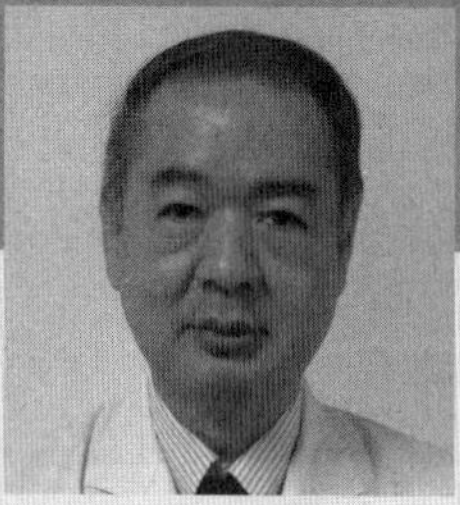

山下直秀

Naohide Yamashita

東京大学教授 医科学研究所附属病院先端診療部 部長

〈主な経歴・資格など〉

1977年　東京大学医学部医学科卒業
1982年　東京大学医学部大学院第1基礎課程修了（医学博士）
1997年　東京大学助教授（医科学研究所附属病院）
2000年より　東京大学教授（医科学研究所附属病院先端診療部・内科）
2006年　東京大学医科学研究所附属病院 院長（～2010年）

医学博士
日本内科学会認定医・指導医
日本内分泌学会専門医・指導医・評議員
東京医科大学兼任教授
NPO法人さい帯血国際患者支援の会副理事 他

〜山下直秀先生が考える、がん治療に大切な3つのポイント〜

「情報を集める」

「頑張り続ける」

「可能性があるものはすべて試す」

●すべて診ていた

田口　山下先生のもともとのご専門は糖尿病治療をはじめとする**内分泌代謝**[*1]だと伺いました。現在は東京大学医科学研究所附属病院の**先端診療部**[*2]に属されています。病院のホームページを拝見すると、先端診療部の対象疾患はがん以外に糖尿病、脂質異常症、甲状腺疾患、慢性心不全、高血圧症、不整脈、消化性潰瘍、ピロリ菌感染症等々、実に幅広い。「山下先生って何がご専門なのだろう?」と混乱する人もいるのではないでしょうか（笑）。まずは、現在に至った経緯をお話し頂けますか?

山下　そうですね。私のやっていることは確かに分かりづらいかもしれません。最初は普通に内科の研修をやっていたのです。それから基礎研究を行い、そして東大第四内科で研究室

＊1　体内の様々な機能を調節している物質がホルモン。そのホルモンを作って分泌している臓器を内分泌器と呼ぶ。こうした機能を研究するのが内分泌学。内分泌代謝疾患とは、内分泌器の障害によりホルモン作用の異常が起こった状態で、あらゆる病気と関係している。

＊2　循環器、内分泌代謝、消化器を専門とする医師で構成され、同病院の総合診療を担当している。

を作ったのですが……。

田口　いきなり研究室を作ったのですか？

山下　内分泌代謝と一言で言っても、いろいろな分野に分かれているのです。ただ、当時の私が所属した東大の医局では内分泌代謝に所属するほとんどの人が**カルシウム代謝**[*3]の研究を行っていました。そこで、上の先生から「**下垂体**[*4]とか他の分野の研究室がないから、お前が作れ」といきなり言われまして。

田口　なるほど。カルシウム代謝以外の内分泌代謝の研究をしなさい、と。

山下　そうです。それで、特に下垂体の研究を始めました。それまでは細胞のカルシウムチャネルの研究を行っていました。カルシウムチャネルとは、細胞膜を横切ってカルシウムイオンが通過する通路のことです。それと下垂体では、一見違う分野のように思えるかもしれませんが、両方とも神経に関係しているところなので、では、その研究をやりましょう、となったのです。下垂体の疾患は、患者数がそれほど多いわけではありませんが。

田口　内分泌代謝のメインの研究は、やはり糖尿病ですか？

山下　あとは甲状腺疾患です。私も、下垂体だけでなく糖尿病も甲状腺も診ていました。

●第四内科の病棟医長に

田口　山下先生が助手（助教）になられたのは何歳の時ですか？

山下　32歳ですね。ちょうど同じ頃に結婚をしたのです。今では男の30歳で独身は当たり前ですが、当時は「なんで結婚しないの？」とよく言われたものです。同僚はみんな、30歳前で結婚していましたからね。でも、32歳で相手が見つかって、それからすぐ助手になり、3〜4年後に、アメリカに留学しました。UCLA[*5]の生理学教室です。

＊3　カルシウムとは骨や歯を形成する栄養素のひとつ。体内でのカルシウムの移動や貯蔵、吸収や排泄などの総称。

＊4　脳内にあってホルモンの働きをコントロールしている部位。成長ホルモンや甲状腺刺激ホルモン、副腎皮質刺激ホルモンなど様々なホルモンを分泌する。

田口　カルシウムチャネル、次に下垂体を中心にした内分泌代謝、そして生理学ですか？

山下　生理学の研究は3年ほどやりました。その頃に、「東京大学保健センター[*6]の講師の席が空いたから帰って来い」と急な連絡があり、同保健センターに1年半ほど勤め、それから東大病院第四内科の病棟医長に任命されました。確か、40歳くらいの時です。

田口　第四内科というと、内分泌や消化器が中心になりますか？

山下　そうですけど、どちらかというと当時は、総合内科のような位置づけでしたね。すべての科の専門家がいて、その中での病棟医長ですから、どんな病気も診なくてはなりませんでした。ベッド数は50床ほどありました。同時に研修医の教育もしなくてはならない。「私の専門は内分泌だから、それ以外は分かりません」なんて言い分は通用しないですよ。それこそ、教科書をもう一度すべて読み直し、勉強しました。

田口　ご専門の治療や研究に加え、内科全般の治療や研究もされていたわけですね。

山下　第四内科の病棟医長になったことが、大きな転機となったのは間違いありません。ベッド数が50床だと、患者さんを丁寧に診ていったら1日に全員を終えられません。週の何日かに分けて、今日はこの部屋とこの部屋、明日はこの部屋とこの部屋、というように診ていきました。診る予定の患者さんの病歴の概要を前日にきちんと読み込んで、研修医が作った問題点もチェックして、患者さんにはこういうことを伺おう、確認しようと考えておく。そうこうするうちに、自然と、様々な疾患について知ることができました。最も印象に残っているのは、入院患者さんが医師に対して大きな信頼を寄せていること。あれには驚きました。こんなに信頼されているのだから、私達医師はそれに応えるように、真摯に対応しなくてはならないと心底思いました。

＊5　ユーシーエルエー。University of California, Los Angelesの略。カリフォルニア大学ロサンゼルス校のこと。世界有数の名門大学として知られる。

＊6　東京大学の学生、教職員を対象にした医療施設。

●病歴と身体所見だけで診立てをする

田口　なるほど。東大病院の第四内科の病棟医長は何年くらいされたのでしょう？

山下　2年半です。この間は、とにかく一生懸命腕を磨いたと思える期間でした。入院患者さんを丁寧に診ることを1年くらい続けると、ある程度自信がついてきますよね。**患者さんの話を聞いた段階で、病気の診立てができるようになりました。**さらに勉強になったのは、助教授（現在の准教授）になって回診をするようになったことです。1週間のうちに、新規で入院される患者さんが、多い時で10人くらいおられました。まず、研修医から順に患者さんの主訴や病歴を訊いていきます。次に私が診察をして、かくかくしかじかと病名を診立てる。研修医は、患者さんの血液データなどの画像を全部持っているけれど、それを見る前に診立てをする。これを1年半くらいやりましたよ。

田口　つまり、検査結果や画像データを見ないで、主訴と病歴、そして身体所見だけで病名を診立てていったということですか？　それはすごいな。

山下　もちろん、画像データを見て診立てをしたほうが楽ですが、あえて、そうではないやり方を自分に課したのです。診立てをした後で、画像データなどと付き合わせて検証をしました。それはやはり、若い研修医には、主訴、病歴、身体所見から、どういうふうに診断を考えるか？　という医師としての思考過程を学んでほしいという気持ちからです。内科医は、自分の専門以外の疾患も総合的に診る必要がありますから。そのためには、このような診立ての技術を身につけなくてはならないということです。

田口　それは医師にとっては、とてつもない訓練というか……。腕を磨くという意味では、素晴らしい修行だと思います。ただ、なかなかできることではない。

山下　臨床現場では、必要な技術です。そうした訓練を1年以上やれば、画像データなしでも、およそ8割は正しい診立てができるようになるのです。残りの2割は検査データ等の情報が必要です。そのような中で一番困ったのは、進行したがん患者さんの治療でした。

田口　その当時はもう、現在のようにがん告知は行われていたのですか？

山下　告知はしていましたけど、基本、マイナスの要素は言わない形での告知でした。それでも、「治療法は、もう何もないのですか?」と訊かれた時、「申し訳ありませんが、もうありません」と答えなければならないケースも出てきます。「なんとかしたい」という忸怩《じくじ》たる思いを抱えながら、そうした経験もしてきました。

● 新しい治療をやりたい——先端医療への想い

田口　そうしたご経験が、先端医療の研究に繋がるきっかけとなったのですか?

山下　そうです。そこのところが、大きなポイントですね。**現代の医療では「治療法がない」状態のがん患者さんに対して、「何かできること」を模索し、研究したい、**と。当時、当院の浅野茂隆病院長にそうした想いを伝えていたら、45歳の時に、この医科学研究所に准教授として来ないかというお話を頂きました。「よし、ここで新しい治療をやろう」と意気込みました。当時は、「先端診療部」ではなく、「プロジェクト診療部」と呼んでいました。内科では血液内科と感染症内科しかなくて、新たに私のための診療部を作って頂きました。血液内科は白血病が中心で、感染症内科はエイズが中心。つまり、プロジェクト診療部ができた背景には、内科的に全身を診られるようにしてくれ、という病院側の意図もありました。

田口　では、がん患者さんだけではなく、いろんな患者さんを診られていた？

山下　内科系は全部診ていましたね。つい最近までそうですよ。ただ、私ももう還暦を越えてしまったので、そろそろ、ね。

田口　先生の後継者は？

山下　後継者は、現在のところいません。

田口　先生の今の話を聞くと、後継者探しはなかなか難しいでしょうね。今の医師は、総合的に診ることができないでしょう？　自分の専門分野以外はよく分からない。

山下　確かにそうですね。

田口　新しい治療としては、どういうことをされたのですか？

山下　まず遺伝子治療の研究を始めました。具体的には肝臓がんに対する**ｐ53遺伝子治療**[*7]です。細胞のがん化には、がん遺伝子とがん抑制遺伝子の変異が関係しています。ｐ53遺伝子は、がん抑制遺伝子のひとつで、多くのがんでこのｐ53遺伝子の変異が見られるのです。がんを抑制するために、このｐ53遺伝子をどのように活かせるか？　という研究を始めたわけですが、遺伝子なんて、それまでやったことがないから分からない。仕方なく、最初は年下の研究者に教わりながら、遺伝子についての研究をスタートさせました。

田口　なるほど。それが今の先端診療部の始まりですか？

山下　はい。１９９７年のことです。ｐ53遺伝子を用いた肝臓がんの遺伝子治療を厚生労働省に申請したのです。ところが承認直前に、アメリカのペンシルバニア大学で遺伝子治療の死亡事故が起きたのです。死亡例が出たので、では遺伝子治療はひとまずストップしようとなり、それから少しして樹状細胞を使ったがんに対する免疫療法の臨床研究を１９９９年から始めました。医科学研究所は病院であり、研究所でもあるので、いろいろな新しいものを持っています。当時すでに臍帯血《さいたいけつ》＊8を処理して治療用細胞としてバンク化するシステムを持っていました。そこで、医薬品の製造管理及び品質基準を定めたＧＭＰ基準を満たす、非常に安全な樹状細胞を使うことができたのです。

●樹状細胞の免疫療法研究スタート！

田口　その頃の一般的な樹状細胞は、動物実験には使えても、人にはとても使えるものではなかったですよね。その基準を満たしていなかった。ところが、最初から人に使えるレベルの樹状細胞があったということですか？

＊7　p53遺伝子は、がん細胞を消滅できる能力を持つがん抑制遺伝子の代表格。がんになると、この細胞の働きが悪くなることが分かっている。この遺伝子をワクチン化した治療の研究が各医療機関で行われている。

＊8　出産の際にのみ母親から採取できる臍帯血（へその緒にある血液）を管理保存し、将来、もしもその赤ちゃんが「白血病」や「悪性リンパ腫」など血液の病気になった時に役立てようとするもの。また、上記の病気の人へ寄付することもできる。現在、臍帯血バンクは公的な機関と民間の機関が全国にいくつか存在する。

山下　とても良いレベルの樹状細胞を作ることができたのです。せっかくだから、その樹状細胞を治療に使おうとなり、では対象疾患をどうするか？　となった時に、皮膚がんであるメラノーマ[*9]が候補に挙がりました。

田口　メラノーマに樹状細胞を用いた研究結果を報告する論文が出ていましたからね。

山下　そうです。メラノーマの権威である信州大学の斎田俊明先生、国立がんセンターの山本明史先生、免疫療法の権威である慶應大学の河上裕先生、皮膚科の教授で山梨大学の島田眞路先生らに協力を仰いで、樹状細胞を用いた人のメラノーマに対する研究が始まったのです。

田口　我々が今、免疫療法の治療で使っている樹状細胞は、そもそも山下先生達の研究によって開発されたものです。

山下　私が樹状細胞を使ったがん治療の治療計画を立て、患者さんに説明し、投与する。患者さんとのやり取りはほとんど私が担当していました。メラノーマの患者さんは、1年で10

例ほど、全国から集まりました。そして、治療の結果は想像以上に良かったのです。10例中3例に、何らかの反応がありました。

田口　集まった患者さんは、末期のメラノーマですよね？　それで何らかの反応があったなんて、普通では考えられないことです。

●樹状細胞の免疫療法で、メラノーマが消えた！

山下　余命が３〜４ヵ月という方ばかりですから。本来なら、末期のメラノーマというのは、打つ手が全くないのです。ところが３人のがんに反応が出た。最もすごかったのが、腎臓よりも大きな腫瘍が全部一度に潰れた患者さんでした。**がん細胞の特徴を覚えさせた樹状細胞にリンパ球**（179ページ＊６参照）**を教育させて、そのリンパ球が特定のがん細胞を攻撃するのが樹状細胞の免疫療法とはいえ、それだけでがんが全部きれいになくなるなんて、思って**

＊9　悪性黒色腫という皮膚がんの一種。ほくろのような形状のがんが皮膚にできる。

もいませんでした。

人間の免疫力というのは、これほどの力を持っているものなのだと、驚きました。他の先生方は、はじめは樹状細胞に対して半信半疑のところがあったようですが、この結果を見て、目の色が変わった。そして、国立がんセンターでも樹状細胞の免疫療法の臨床研究が行われるようになりました。

田口　そんな経緯があったのですね。

山下　この研究と並行して進めていたのが、**小児がん**[*10]の遺伝子治療計画でした。**神経芽腫《がしゅ》**[*11]の遺伝子治療をアメリカのベイラー大学と一緒に始めようと計画して、厚生労働省の承認も取っていたのです。ところが、別の研究チームが行った遺伝子治療で、遺伝子導入した細胞を戻した重症免疫不全症の小児患者さんから白血病が出てしまいました。それで、これはリスクがあるからと、小児がんの遺伝子治療の研究はやめたのです。

田口　遺伝子治療は2回とも直前に終わっていますね。

山下　肝臓がんに対するp53遺伝子治療は死亡例、小児がんの遺伝子治療では白血病が出ました。これはもうやめよう、となります。樹状細胞の免疫療法のほうが遥《はる》かに安全ですしね。

田口　メラノーマに対する樹状細胞の研究は引き続き行われていたのですか？

山下　次に始めたのは、甲状腺がんに対する樹状細胞の臨床研究です。メラノーマは速く進行する。では、ゆっくり進行するがんではどうか？　と、甲状腺がんを対象にすることにしたのです。メラノーマの時のメンバーとは別に新しくチームを組み、6例で実施しました。これは2年ほど行いましたが、メラノーマの時のように、大きながんが消えてなくなるということはありませんでした。しかし、がんの進行が少し遅れるなどの結果は出ました。

田口　甲状腺がんでは効果が出にくかったと？

＊10　生まれた時から15歳までに見られるがんの総称。

＊11　小児がんのうち、最も多いとされる固形がん。腎臓の上にある副腎、または交感神経細胞から発生する。特に5歳以下の小児の発生率が高い。

山下　今にして思えばそうですね。ただ、メラノーマの時もそうでしたが、治療を始めてずいぶん経ってから反応が出てくるというケースもありましたし。

田口　ずいぶん経ってから、というのは、具体的にどれくらいの期間でしたか？

山下　3～4ヵ月経ってから急にがんが潰れてきたり、時間がかかったケースですと、半年経ってから反応が出るなどというケースもありました。

田口　腫瘍に対する反応が出るのに時差があると。

山下　樹状細胞をどのくらいの間隔で打ったらいいかという前例はありませんから、とりあえず、週に1回打っていました。基本、1クールで10回打つと終わりです。その後は、患者さんに希望を訊いて、かつ、審査委員会の了承が出たら、もう1クールやってみる、という形を取っていました。ところがある時、あるアクシデントがあったのです。普通ならあり得ないことですが、培養した樹状細胞に細菌か何かが入ってしまった。それはもう、患者さんには投与できないので、もう1回培養し直したのです。

田口　ということは、「1週間に1回投与」というリズムが崩れてしまったのですね。

山下　樹状細胞の培養にはある程度時間がかかりますから、そういうことになります。1回打って、その次に打つまでの間隔が通常よりも少し空いてしまった患者さんがいました。するとその患者さんのがんに、大きな反応が出たのです。「あれ？」と不思議に思いながらも、でも、1週間に1回の間隔に戻したら、反応が出なくなった。そうした中で、また培養した樹状細胞をすべて捨てなくてはならないアクシデントが起きて、はからずも間隔が空いてしまった。すると、また大きな反応が出た。

免疫療法が向いている人、そうでない人

田口　1週間に1回の間隔がベストでないことに、その時に気がついたのですか？

山下　そうなんです。「間隔を詰め過ぎないほうがいいのではないか」となって、その後、どういう間隔がいいのかを探るために、2週間に1回とか、1ヵ月に1回とか試してみました。患者さんを診ていると、どうも2週間に1回が最も反応がいい。そこで、**がんに関して**

は2週間に1回がベストという結論に達し、そのタイミングで治療計画を立てることになったのです。それは今でも引き継がれています。

田口　そういう経緯があったのですね。東京ミッドタウンクリニックでも、樹状細胞ワクチンは、甲状腺がんに対して2週間に1回の間隔で行っています。今のお話を伺って、初めて「2週間に1回」の根拠を知りました。

山下　ですから、**本来は樹状細胞の免疫療法が向いている患者さんとそうでない患者さんがいるわけです。たとえば、余命3～4ヵ月という状態で、免疫療法を始めようと考える患者さんも多数いらっしゃいますが、「2週間に1回」という間隔を考えると、もう少し前に始めたほうが本当はより効果的なのではないかと考えざるを得ない。**十分な効果が現れるまでにある程度時間がかかることが多いですからね。

田口　私のところでも、「余命が短いので、2週間に1回と言わず、もっと短いスパンでやってください」と希望される患者さんがいます。きちんと説明し、「それでも」と希望される方には1週間に1回など、皮膚の反応を見ながらできる範囲で間隔を詰めて行っていきます。余命が少し延びたと実感することが度々ありますけれど、治療を開始して3ヵ月後とか6ヵ月後とかに結果が出てくる例もある。**それを考えると、少なくても余命6ヵ月以上の患者さんを選んだほうがいいのかな、と思います。**それなりの費用がかかる治療ですから……。特に進行が速いがんでは、樹状細胞の免疫療法の効果よりも先に、病状が悪化してしまうのではないかという不安があります。

山下　樹状細胞の治療が、どんな患者さんにベストなのか、まだはっきりと分かっていません。「どうも2週間に1回でいいらしい」ということと、「効果は治療開始から時間が経ってから出てくる場合もある」ということは分かっていますが、根拠があっても明確なエビデンスはありません（編集部註：免疫療法は後になって効果が出てくることを示した論文がいくつか発表されています）。

田口　免疫療法を行うにあたり、がんの種類によってベストの間隔は違うと感じますか？

山下　免疫の力ですから、個人差によるところがまず大きいですが、がんの種類が変わればベストの間隔が必ず変わる、ということはないと思います。それに関しても、まだはっきりとは分かりませんが。ただある程度、樹状細胞を打った後は、当初よりも間隔を空けて打ってもいいかもしれませんね。

田口　皮膚の反応で免疫療法の効果を見ていますと、2週間に1回を1クール（7回）終えた患者さんで、すごく反応が良い人は、その後追加で6ヵ月に1回打つ程度でも、非常に良好な状態を保っておられます。3ヵ月に1回という患者さんも多いです。

免疫療法を1クール終了され、追加で行う場合、一般的には1ヵ月に1回の間隔で、と説明しますが、がんの進行が遅い患者さんなどは、費用もかかることですし、3ヵ月に1回で様子を見ることもよくあります。

山下　そうですね。1クールだけはきちんと2週間に1回を保って打って、その後は患者さんの容態に合わせて、という方法が最もいいのではないでしょうか。

●免疫療法を受ける時に知っておくべきこと

田口　他に、樹状細胞の免疫療法を受ける時に、患者さんが知っておくべきこととして、山下先生はどういうことを挙げますか？

山下　この治療が、反応の良い人にはとても良い効果をもたらすことは間違いありません。でも、どの患者さんにどれくらいの確率で効果をもたらすかは、未だ十分に分かっていません。樹状細胞の免疫療法に反応する人がどういう人なのかも、分かっていません。だから、免疫療法だけでなんとかしよう、と考えないほうがいいと思います。

田口　そうですね。私も、患者さんには、**免疫療法はあくまでも補助療法である**ということを、基本的には話しています。

山下　様々ながんの治療法がある時代ですから、**免疫療法に限らず、単独の治療でがんを治そうなんて、現実的ではない**ですよ。良いものを組み合わせてがんと闘う。それが一番です。

田口　免疫療法は玉石混交の一面があります。山下先生のようにしっかりとした研究に裏づけされた免疫療法を行っているところもあれば、ちょっと自分で作ってみましたというような活性化リンパ球を使って免疫療法を行っているところもありますから。患者さんとしては、その辺りを見極めて選んでほしいと思います。

山下　どういう樹状細胞を使っているかにもよりますよね。樹状細胞のエビデンスはほとんどないわけです。それを取るのが難しいという点もありますが……。医療機関によっては、先進医療として行っているところもあります。エビデンスはなくても、先進医療として厚生労働省から認められたということは、お墨付きが出たということですから。

田口　エビデンスがある医療しかやらない、という医師もいます。しかし私は、エビデンスがなくても、効果が期待できるという研究結果があるのなら、患者さんの希望があれば、という大前提で、やってもいいのではないかと思います。それは、医師一人一人の価値判断の違いです。患者さんへの責任を考えた時に、本当に認められているものしかやりたくないという医師もいれば、がんが治る可能性が少しでもあるならやってみようと思う医師もいます。

山下　私も、患者さんに積極的に「樹状細胞はいいですよ」と勧めることはしません。メラノーマの患者さんで「樹状細胞療法をやったほうがいいですか」と訊かれたら、「試みられてはどうでしょうか」と答えます。ただ、「何か治療法はありませんか」という質問ならば、エビデンスのあるものしかお勧めしません。エビデンスのある治療がいい、エビデンスのない治療はダメ、という意味ではありません。ただし、医師である以上、漠然とした患者さんの質問に対しては、エビデンスのある治療についてしかお話しできないのです。

●治療を決めるのは患者さん

田口　一方で、患者さんが免疫療法をやりたいと主治医に言った時、主治医が「そんなのは、やってはダメだ」と返すケースがあるらしいです。

山下　どこで治療を受けるのか？　は、患者さんが自由に決められることです。私達がリンゴを買う時、あそこの店でしか買っちゃいけないということはないでしょう。別の店のリンゴのほうが良ければ、そちらに行くわけです。**質が良いか悪いかを見極め、選択するのは患者さん。医師に強制力はありません。**私のところにも、そうした相談に来られる方がたくさんいます。「この治療をやりたいと思うのですが、主治医はノーと言います。どうすればいいですかね？」と。私は**「内緒で行ってはどうですか？」と答えます。入院している患者さんでも、別の治療も受けたい、受けに行っている、と言われたら許容します。**むしろ、ちゃんと希望を言ってもらったほうがいい。それを止めることはしないし、拒否することもしない。ただ、国立がん研究センターのように、治療がデータ集積の場である場合は、違う治療をされると困るというのはありますね。その場合はきっと「しないでください」と言うでしょう。

● 国立がん研究センターの存在意義

田口　国立がん研究センターとは、文字通り、がんの研究センターですからね。患者さんのための治療を行う場でもあるのと同時に、がんの研究を行うという責任も担っている。そのための予算がついている病院ですから。一般の方はその辺りの認識をよく間違えています。患者さんから「国立がん研究センターの先生がどうしても免疫療法を許可してくれない」と相談された時は、「それはあなたが、国立がん研究センターにかかっているのですから、その立場の医師からは仕方ないことですよ」とお話ししますね。

山下　結局、国立がん研究センターの医師らが行っているのは標準療法です。標準療法は日本中どこでも受けられます。もし、免疫療法と併用したければ、それを受け入れてくれるところで治療を受けたらいいと思います。一方で、国立がん研究センターや**がん研有明病院**[12]などは**治験**[13]を行っています。それを受けたければ、他の病院は向いていません。

田口　それにしても、山下先生はいつも勉強されていますよね。同じ医師として尊敬します。

山下　患者さんを診る以上は、知識をリフレッシュさせないといけません。毎年アメリカの臨床腫瘍学会に出かけ、要約した文書を作って、病院内でレクチャーしたり、大学院の講義で説明したりしています。米国臨床腫瘍学会は、世界トップの学会ですからね。そうやって、最低限の勉強をしているわけです。

＊12　東京都江東区にあるがん専門病院。1934年、日本で最初に開院したがん専門病院でもある。先進的ながんの臨床研究を推進している。

＊13　新しい薬や治療方法についての効果や安全性を確認するための臨床試験。第一の目的は、国の承認を得るために、エビデンスを取ること。治験に協力することで、患者さんも（思わぬ副作用がある場合も、もちろんあるが）大きなメリットを得られる機会でもある。

田口　いやいや、それを最低限とは言わないと思います。

山下　**がんは、初期ならば手術で取り除くのが一番簡潔で理想的ですけれど、ひとたび転移すると全身的な治療が必要ですから、それに対応する内科医は、情報を持っていればいるほど良い。**大事なのは、がんが小さくなることではなくて、患者さんの予後を長くすること。するとトータルで診なくてはならない。**そうしたことのできる総合内科医が今、求められていますよ。**

田口　内科医の専門性が高くなることにより、トータルで診ることができる総合内科は、確かに減っていますね。

山下　残念なことに減っています。循環器内科医が、血液のカンファレンスに行っても、まず専門用語を理解できない。自分の専門は分かるけれど……。やはり内科医は、その疾患の専門家とディスカッションできるレベルでなければダメですよ。消化器の内視鏡写真を診て、「このがんはひょっとして粘膜下層までいっているのではないですか？」というようなことを消化器内科医とディスカッションできなければ。治療はその専門家でないとできないにしても、診断や全体的な診立ては、少なくともその専門家達と意見交換ができるレベルは保ちたいものです。鵜呑みにするのではなく、「あなたはそう言うけど、こうじゃありませんか？」と言える内科医が存在しないと、患者さんがどんどん不幸なことになってしまう。

●がん患者さんに伝えたいこと

田口　山下先生が、がん患者さんに伝えたいことは何ですか？

山下　私のポリシーは、何しろ、「頑張る」。これに尽きる。

田口　患者さんが「頑張る」とは、どういう意味ですか？

山下　あきらめない、ということです。可能性があるものはすべて試す。それがイコール、樹状細胞だとは言いませんけれど、患者さんにアドバイスを求められたら、「可能性があるものは試してみてください」と言います。

田口　確かにそうですね。

山下　なぜ、あきらめないことが大事だと思うか？　それは、可能性のある治療を受けて、少しでも寿命を延ばせば、そうしているうちに、次の可能性が出てくることがあるからです。肺がんだって、今まで良い治療法がなかったのに、今は新しい治療薬（抗ＰＤ‐Ｌ１抗体）が出てきて、非常に良い成績を残している。この治療薬は抗がん剤としてまだ治験中ですが、そう遠くないうちに認可されると思います。だから肺がんの人はなんとか頑張って、その抗がん剤が使える時まで生き延びてほしい。そうすれば、寿命がもっと延びる可能性がある。

田口　言葉は悪いかもしれませんが、あきらめない人のほうが、「得」をする。

山下　人それぞれです。医師や患者さんもそれぞれ考え方が違います。でも、私は先端医療を研究する立場にいるわけですから、常に可能性を追いかけていきたい。だから、患者さんへのメッセージは「頑張りましょう」となるのです。もちろん、あるレベルを超えると、もう打つ手がない、という状況もあるわけですけれど……。

田口　では、その場合は、山下先生でも「あきらめましょう」と伝えるのですか？

山下　あまり言わない。そのような状況でも、「じゃあ、何か次の手を考えましょう」と言います。その人に最も良い方法を一緒に考えます。**がんを治せるわけじゃないけれど、副作用が少なく、少しでも良い状況を作れるという方法があれば、それを勧めることもあります。**ただ、患者さんは「それで治るのではないか」という期待を抱いてしまうので、それについては十分に説明します。「この治療の限界は、かくかくしかじか。でも、全く効果がないわけではない」と。繰り返しになりますが、そうやって頑張り続けることで、次の治療法が登場するかもしれないでしょう？　**生き方、価値観は人それぞれですけれど、私は、がんと闘い続ける人を可能な限り支えていきたいと思っています。**

第9章

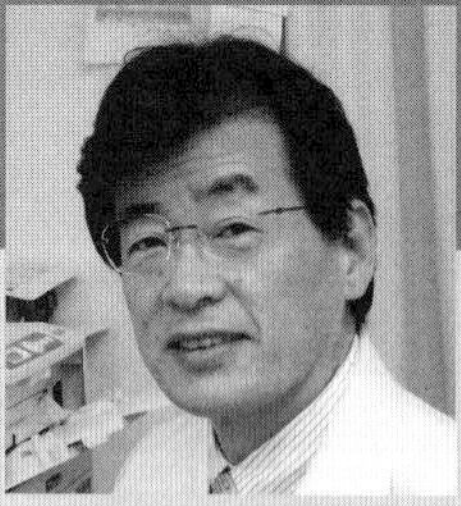

松﨑圭祐

Keisuke Matsusaki

要町病院 腹水治療センター センター長
要第2クリニック 院長

〈主な経歴・資格など〉

1981年	広島大学医学部卒業　同大学第二外科入局
1982年	高知医科大学第二外科入局
1989年	財団法人防府消化器病センター勤務
1998年	同研究所所長
2003年	高知医科大学臨床教授
2011年より	同大学非常勤講師
	要町病院 腹水治療センター センター長
	要第2クリニック 院長

医学博士
日本外科学会認定医･専門医
日本消化器外科学会認定医･専門医･指導医
日本消化器外科学会消化器がん外科治療認定医
日本がん治療認定機構暫定教育医
日本緩和医療学会暫定指導医、指導者研修会修了医
日本胃癌学会評議員
CART研究会世話人（事務局長） 他

最後に、本書のテーマである「がん治療をあきらめない」を象徴するような治療法として、**がん性腹水**[*1]についての最新の医療についてご紹介したい。

この治療法で、日々、腹水で苦しむ患者さんを救っているのが、松崎圭祐《まつさきけいすけ》医師（要町病院腹水治療センター　センター長）だ。前章までで何度か触れたが、いわゆる末期がんと呼ばれる状態になった時に、大きく治療の妨げとなるのが「腹水」の問題である。ある程度のところまでは**利尿剤**[*2]などを使用して腹水を減らしていくが、それでは賄えない時期が訪れる。すると、抗がん剤治療など積極的ながん治療も不可能となっていく。

昨今の医療の常識では、どんなにお腹が腹水でパンパンになっても、「抜いてはいけない」ということになっている。なぜか？　腹水はただの水ではなく、免疫に関わるグロブリンという物質や、アルブミンというタンパク質等を大量に保有しているため、腹水を抜くということは免疫機能を急激に落とし、特に終末期の場合は、死を早めることにさえ繋がるといった理由からだ。そのため、現代のがん医療では、腹水が溜まったら抗がん剤治療などの積極的な治療は中止し、あとはただ死を待つ……という考えが一般論となっている。

しかし、こうした、がん医療、終末期医療の常識を松崎医師は、「ＫＭ《ケイエム》-ＣＡＲＴ《カート》」なる治療法によって覆そうと日々奮闘している。お腹がパンパンになって、積極的な治療がもうできないと担当医から言われた患者さんを受け入れ、その腹水を抜いて濾過《ろか》し、先のタンパク質など必要な成分だけを再び体内に戻す。そして、がん細胞や細菌などの不要な成分は除去する――これにより、余命数日と宣告された終末期の患者さんが、化学療法を再開できることもままあるという。

がん医療界においては、コペルニクス的転回とでも呼ぶべきこの治療法。がん患者さんにとってこのお話は、まさに「最後の最後まで、あきらめる必要はない」とより前向きな気持ちになれるはずだ。

（編集部）

＊1　がんが進行してお腹の中に散らばったがん細胞が様々な炎症を起こし、その影響で血管から水分や血液成分がしみ出してしまう状態のこと。腹水が何リットルも溜まると、胃腸や腎臓が圧迫されて食欲不振や腎機能の低下を招く。

＊2　腎臓が、尿の排出コントロールがうまくいかなくなった時に用いられる尿量を増加させる薬のこと。

〜松﨑圭祐先生が考える、がん治療に大切な3つのポイント〜

「腹水難民を減らすことが、
がん治療の未来に繋がる」

「腹水を抜くことで、
治療法の選択肢が増える」

「固定観念の医療にとらわれない」

「抜くな！」は、もはや昔の話。腹水は抜いたほうがいい！

田口　がんが進行すると、腹水といって、お腹に水が溜まってきます。この腹水を抜くと体が弱るというのが、終末段階のがん治療における、いわば〝常識〟でした。それを打ち破ったのが、松﨑先生であると言えるのではないでしょうか。

松﨑　腹水は、抜くことが可能です。**腹水を抜くことで、「もう不可能です」と言われた治療が、可能になることがあります。**しかし残念ながら、2014年現在、医師の間でこうした事実が浸透しているとは、まだまだ言い難い状況です。でも最近は、国立がん研究センターやがん研有明病院からの依頼で腹水治療の講演を行いました。

　腹水が溜まると、それはつらいものです。まず胃腸や腎臓が圧迫されて、膨満《ぼうまん》感や、食欲不振や腎機能の低下を招きます。そして、腹部と胸部を隔てるようにあり、人が呼吸をする際に大きな役割を担っている横隔膜《おうかくまく》を押し上げてしまいます。横隔膜が押し上げられると、肺や心臓も圧迫されるために苦しくて横になることもできない。呼吸苦にもなります。苦しくて、座ったまま眠るという患者さんも少なくないわけです。

田口　そうした状態になっても、多くの担当医は目の前で苦しむ患者さんに向かって、「抜いてはいけない」と言うわけだから……。

松﨑　生きる希望を失うでしょう。臨月の妊婦さんのようなお腹になりながら、多くの患者さんは、何の手も打たれないままなのです。そうやってがん性腹水に苦しんでいる患者さんを私は、「腹水《ふくすい》難民《なんみん》」と呼んでいます。

田口　なるほど。昨今、がん難民は減っているけれども、腹水難民は減っていませんね。

松﨑　私が実践しているＫＭ-ＣＡＲＴという治療法は、まだまだ全国的に普及できているわけではありません。しかし、この方法がどこの病院でも行われるようになれば、腹水難民の数がどんどん減っていくのではないかと期待しています。

田口　松﨑先生が腹水に注目するようになったきっかけは何だったのでしょうか。

松﨑　私は高知の生まれですが、大学は広島大学です。医学部を卒業後、がんの治療をやりたくて、そのままがんを扱う消化器外科に入りました。そして医師になって3ヵ月くらい経った頃でしょうか、私の母親に腹水がきっかけで卵巣がんが見つかりました。すでに転移しており、「余命は3ヵ月。抗がん剤が効けば、半年は持つかもしれない」と宣告されました。そんな状態で、地元に父親を一人置いておくわけにはいかない……迷った挙げ句、地元に帰り、当時開設したばかりの高知医科大学（以下、高知医大）で働くことにしたのです。

田口　高知医大では消化器外科ではなく、心臓外科に入局されたのですよね？

松﨑　そうです。高知医大の心臓外科の教授が高知出身の方で、「ぜひ、心臓外科に来なさい」と熱心に誘いを受けました。だけど、消化器外科も捨てがたく、心臓と消化器の両方に研究分野を広げていったのです。

田口　心臓外科でありながら、消化器外科も勉強された医師は、貴重な存在です。

松﨑　そして、その教授から与えられた学位論文のテーマが、心臓外科の分野である「体外循環と濾過膜」でした。

田口　体外循環というのは、人工心肺装置のことですね。

●お腹がパンパンで苦しんでいる患者さんを放っておけない……

松﨑　そうです。人工心肺装置というのは、心臓外科の手術時、一時的に心臓と肺の機能を代行する医療機器のことです。呼吸、血液循環、体温調節などの働きをします。当時は、この人工心肺装置は、手術時間が長くなるといろいろなトラブルが生じることが問題視されていました。このトラブルをなんとかしようと、様々な装置や操作の工夫を行い、結果的に、腹水治療で欠かせない濾過膜やポンプ、回路の知識に詳しくなりました。

　今思えばですが、もしも、がんになったのが父親であったら、母親を広島に呼んで、高知医大に行くこともなかったでしょう。そしたら、こうした研究をする機会も得なかったでしょうから、今の腹水治療をしていなかったかもしれません。

田口　高知医大に7年在籍し、その後は山口県にある防府《ほうふ》消化器病センターに行かれた。

松﨑　やはり、がんの研究をしたいという気持ちが強かったのです。防府消化器病センター以降は、ずっと消化器外科医として治療に当たっています。同センターでは、多数の消化器外科の手術を行いました。地方都市の病院ですから、一人の医師が行う範疇《はんちゅう》も広い。自分が手術をした患者さんと、その後何年か入院や外来でお付き合いをしながら、最期は在宅での看取りまで私が行うケースも多々ありました。

田口　それはお忙しかったでしょう。

松崎　忙しかったです。昼食は、なかなか食べられませんでした。自分が手術した患者さんが、特に胃がんの人などは末期に近づくにつれ、腹水が溜まっていく。当時は私も、もちろん「腹水を抜くと体が弱るから抜いてはいけない」と教えられていました。事実、腹水を抜いてそのまま捨ててしまうと、患者さんの全身状態が急速に悪化して、さらに腹水が溜まりやすくなりますから。しかし、**私はお腹をパンパンにさせて苦しんでいる患者さんを、どうしてもそのまま放っておくことができなかったのです。どうすればいいのか、何か方法はなかろうかとずっと探し続けていました。**そこで私のＫＭ‐ＣＡＲＴの原型とでも言える、ＣＡＲＴの存在を知ったのです。

●一度は失敗したCARTを改良

田口　なるほど。KM-CARTの原型であるCART法（腹水濾過濃縮再静注法）は、我が国では、水分・塩分制限や利尿剤では効果が得られなくなった**難治性腹水**[*3]に対して、1981年に認可を受けた治療法です。

松﨑　CARTは、腹水濾過器を通して腹水中のがん細胞、細菌、血球などを除去し、次に腹水濃縮器で余分な水分を除いた後に必要なタンパク成分を濃縮し、患者さんの静脈内へ点滴する方法です。簡単に言えば、「腹水を抜けば体に必要な成分も出て行ってしまう。それを回収して、濃縮させて体に戻そう」というものでした。これは難治性腹水に対して保険認可されましたが、がん性腹水に対しては適応できないと認識され、普及しませんでした。

田口　がん性腹水に対してCARTが普及しなかった理由はどこにあったのでしょうか？

松﨑　CARTは確かに、画期的な治療でした。しかし、多くの問題もありました。がん性腹水の場合、大量のがん細胞やフィブリン（血液を凝固するために働くタンパク質）、粘液などが腹水の中に入っていますから、がん以外で溜まった腹水よりもCARTの濾過膜が詰まりやすくなってしまいます。10リットル以上腹水の溜まっている患者さんに対しても、1〜2リットルも処理すると、もう詰まってしまう。そこで無理にローラーポンプでチューブをしごいて濾過しようとすると、その刺激でがん細胞がすり潰されたり、腹水中に炎症物質が産生されるため、濃縮液を体内に戻すと高熱が出るリスクなどが多々ありました。

田口　それで結局、1990年頃には、CARTは、がん性腹水には使えない、ということになり、どの病院もほとんど使用しなくなったのですね。

松崎　心臓外科で体外循環と濾過膜の研究をした私から見ると、CARTの仕組みはとても単純なものに思えました。がんの専門医とは違う目線で見ることができたのです。せっかく腹水を抜ける方法があるのに、これががん治療において日の目を見ないのはもったいない。このCARTをうまく改良することができるのではないかと考え、メーカーと連絡を取って

＊3　腹水の中でも、がん性腹膜炎に伴う腹水のように症状が重く、薬物療法では症状緩和が極めて困難なもの。強い腹部膨満感や呼吸苦、食欲不振などを生じる。

以前のCART

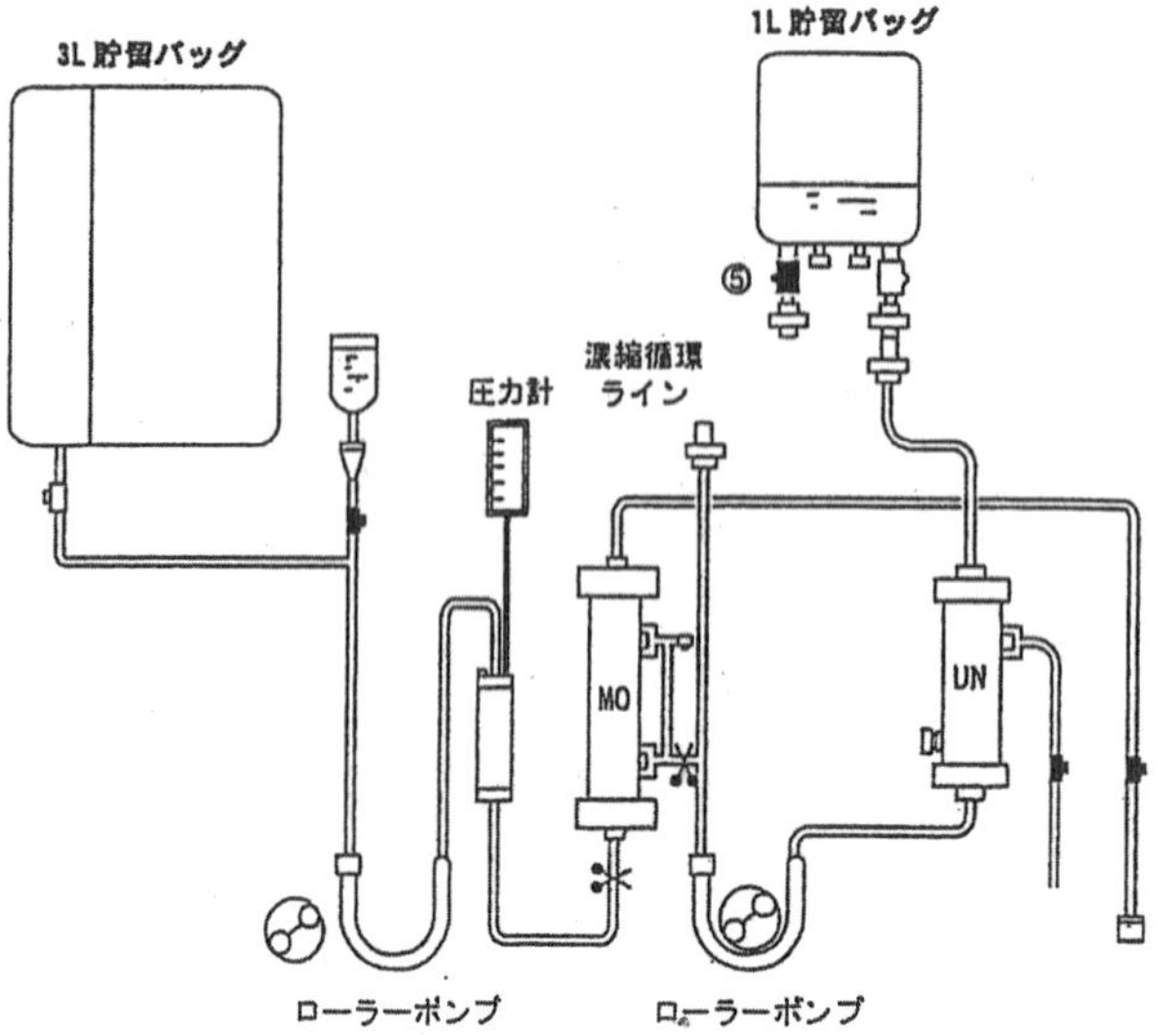

以前のCARTは、その回路や操作も複雑だった。また、内より圧力をかけて外に向かって腹水を濾過していた。そのため、さまざまな物質を含むがん性腹水では1〜2リットルを濾過したところで、膜が詰まった。そこにさらに圧力を加えると細胞を破壊したり、患者さんが高熱を必発、稀にDIC（播種性血管内凝固症候群）という重篤な合併症を起こすケースも見られ、1980年代後半には、がん性腹水に使用してはいけないという認識となった。

KM-CART

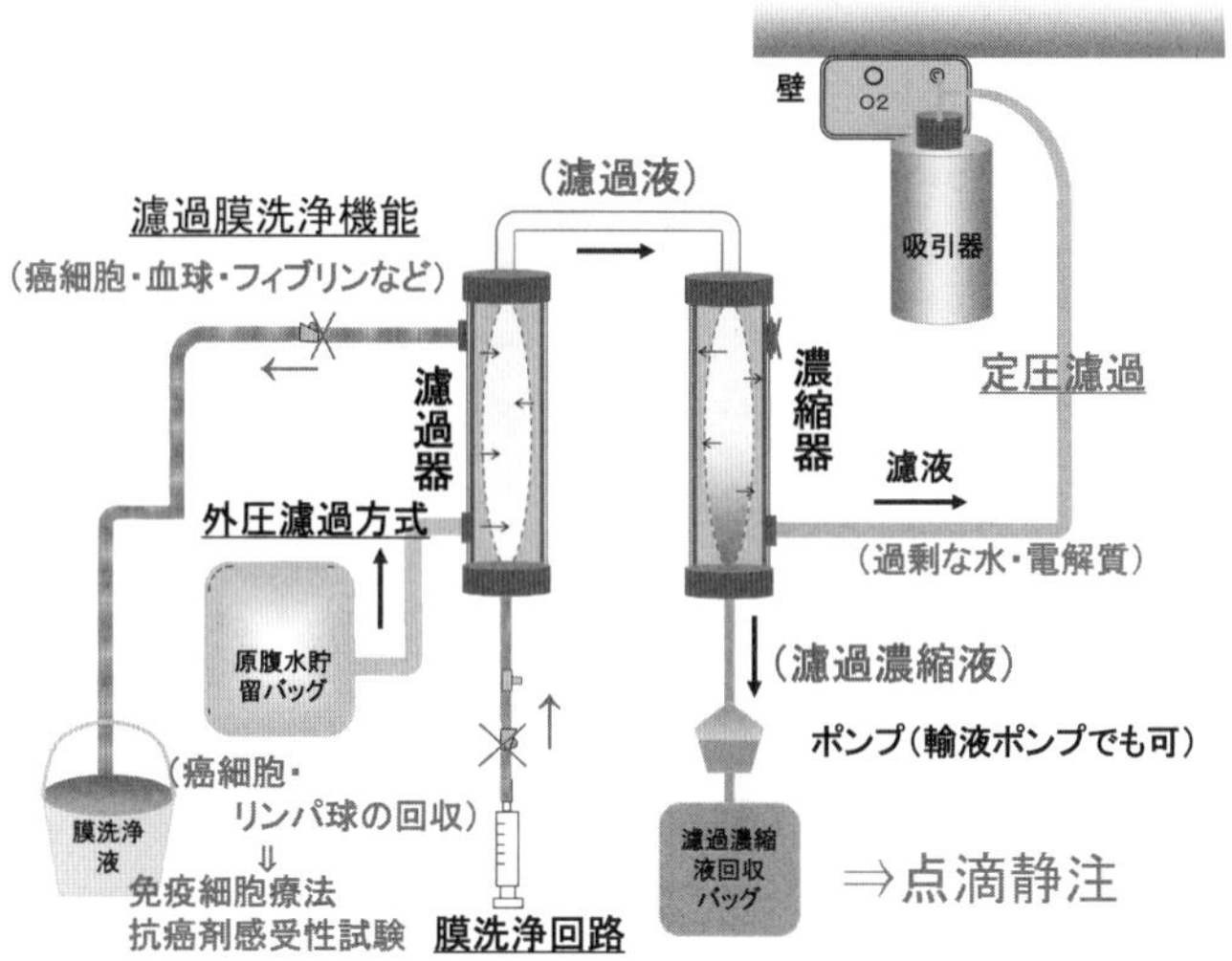

松﨑医師が考案したKM-CARTでは以前のCARTとは逆転の発想で、濾過膜の外から内へ、陰圧で引くことにした。こうすると一定圧以下で細胞も壊れない。また、濾過膜が詰まったら内より外へ「洗浄」することで膜をリフレッシュできるようになり、濾過できる腹水量が一気に増えた。

研究に取り組むことにしました。

田口　すぐに今の形に通じるアイディアが浮かんだのですか？

松﨑　そう容易《たやす》くはありませんでした。最初に考えたのは、がん性腹水の場合、２リットルで濾過膜が詰まってしまうのを改善するために、濾過膜の面積を増やそうということです。また、それまでは熟練の臨床工学技士が立ち会わなければこの方法はできなかったのですが、医療者なら誰でも扱えるように、シンプルな作りにしようとも思いました。そこから、医療現場で普段から使い慣れている吸引と輸液ポンプを使ってはどうかという発想になりました。また、腹水には先ほど述べたようなタンパク質や免疫物質の他に、がん細胞もたくさん含まれています。腹水を濾過した際の濾過膜洗浄液から採取したがん細胞を、抗がん剤の感受性の研究（193ページ＊16参照）やワクチン製造などに役立てればいいのではないか？　とも閃《ひらめ》いたのです。そんな紆余《うよ》曲折《きょくせつ》を経て、今のＫＭ‐ＣＡＲＴができたのです。

●腹水は宝の山

田口　それが今から7年ほど前のことですね。患者さんに負担をかけずに腹水を抜くことができ、必要な成分を体内に戻せる。**しかも抜いた腹水の中のがん細胞などは、がん治療の発展に繋がる貴重な研究資源になる。実はこれが、免疫療法の分野にも繋がってくる。**

松﨑　しかし今も尚、多くの医療現場では、腹水が溜まったとなると、医師も患者さんもご家族も「もうダメだ、万策尽きた」となる。腹水にはタンパク質や免疫細胞、そしてがん細胞やリンパ球がたくさん含まれています。腹水による腹部膨満感や呼吸困難を改善するために腹水を抜くという使い方だけではなく、「**腹水が溜まってきたから、抜きましょう。そうすれば、新たな治療の選択肢が増えますよ**」というのが、私の考え方です。

田口　実際に、腹水でお腹がパンパンになった患者さんが、翌日にはすっかりお腹が凹み、元気になられるケースもある。

松﨑　私の腹水治療センターでは、2泊3日でKM-CARTの治療を行うことが前提です。

治療を受けられる前日に1泊し、1日かけて治療を受け、翌日には帰られる。来る時は大変つらそうで、もはや口から食べることなんて考えられなかった患者さんが、治療後は、「美味しいものを食べて帰ろう」なんて言うほどお元気になられます。**がんの治療は、そういうところが大切だと思うのです。再び食事ができるようになる、精神的なつらさが消える、体が楽になり、ベッドに横になってぐっすり眠れるようになる。**しかし、最初に申し上げたように、「腹水を抜くと元気になる」ということは、医師の間でまだ、それほど浸透していない。

田口　今までの医療の常識とあまりにも違い過ぎるせいでしょう。

松﨑　以前、ある学会でＫＭ‐ＣＡＲＴで27リットルの腹水を抜いた患者さんのケースを発表しました。その時に、ある著名な医師からこうお叱りを受けたことがあります。「27リットルも一度に抜いたら、人間は確実に死ぬはずだ。嘘を言ってはいけないよ」と。確かに今までの常識に縛られていると、そう感じるのかもしれません。

田口　しかし松﨑先生は、そうやって助からないはずの多くの末期がん患者さんの余命を延ばしてこられたのですね。

●腹水を抜いて4日後にゴルフをした人もいる

松﨑　２００９年のＫＭ‐ＣＡＲＴ開始以来、２０１３年までの4年間だけでも１６００例以上の患者さんを治療しているので、症例は非常にたくさんあります。

ある60代の女性で、乳がん術後に再発し、腹水が徐々に増量していったケースについてお話しすると、その方は強い腹部膨満感で抗がん剤治療が中止となり、別の医療機関で週３回、1・5リットルずつ、計27リットルの腹水を抜いて捨てていました。その結果、全身症状が悪化し、これ以上抜いたら危ないと担当医は判断し、それもストップしました。その後、まもなく食事も摂れなくなり、車椅子で当院にやって来たのです。ＫＭ‐ＣＡＲＴで一気に8・6リットルの腹水を抜きました。すると、症状ならびに全身症状が瞬く間に改善し、その4日後には、彼女は大好きなゴルフに出かけたのです。

田口　4日前まで終末段階の状態だった人が、ゴルフですか？　信じられないです。

松﨑　18ホールも回ったそうです。

KM-CART治療の4日後に
ゴルフを楽しんだ患者さんの例

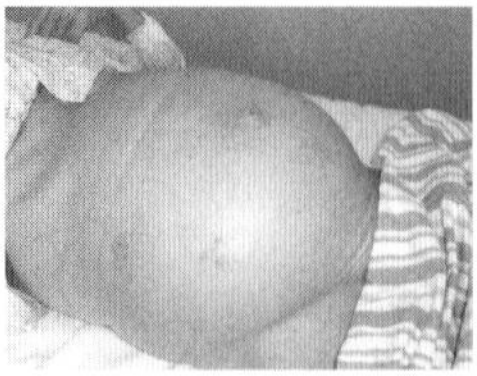

KM-CART前

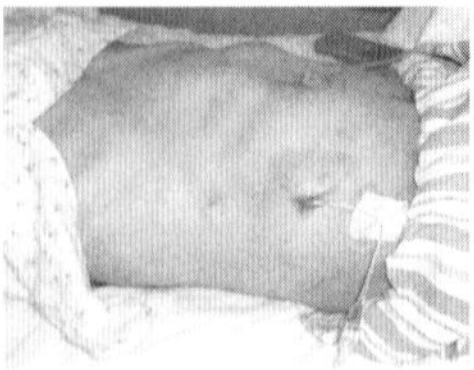

KM-CART直後。8.6リットルの腹水を抜いた

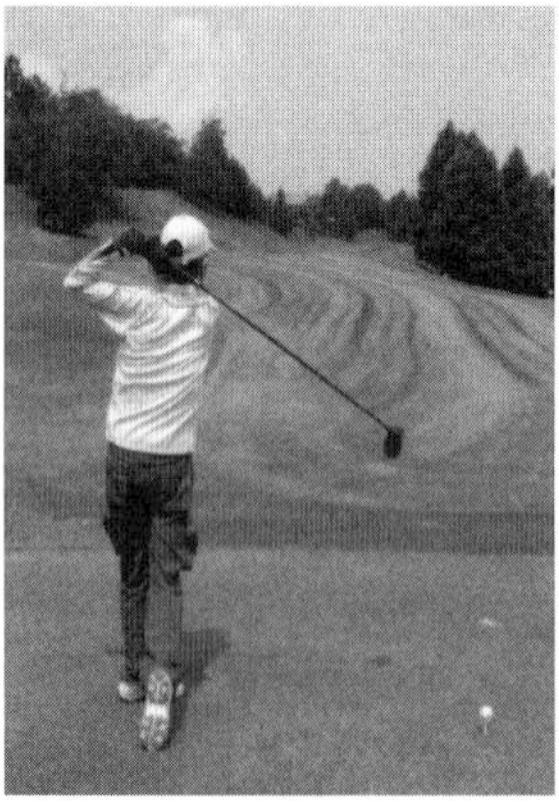

この女性の場合、KM-CART治療前に別の医療機関で週3回、1.5リットルずつの計27リットルの腹水を抜いて捨てていたが、その結果、全身状態が悪化。食事も摂れず、いわゆるがんの終末段階になり、松﨑医師の腹水治療センターを訪れた。それが、KM-CART治療の4日後にゴルフで18ホール回るとは……奇跡のような現実

田口　嘘のような本当の話ですね。そういえば、私の知人の医師が卵巣がんで腹水が溜まり、松﨑先生をご紹介したこともありました。その方も、担当医からはもう治療の手段はないと言われ、匙《さじ》を投げられた状態でしたが、松﨑先生に腹水を抜いて頂き、間もなく仕事に復帰された。白衣を着て復帰された時は、同僚の医師達が一様に驚かれたそうです。

松﨑　腹水を抜いて元気になって、職場に復帰されたり、もう一度抗がん剤治療にチャレンジできるようになった患者さんは、私のセンターでは珍しくありません。

田口　腹水を抜かなければ、今頃はもうダメだったという人ばかりですよ。驚きです。

松﨑　もうお一人、60代のすい臓がんの男性のケースも紹介しましょう。この患者さんも多量の腹水で腹部膨満感がひどく、口から物を食べることができなくなりました。抗がん剤治療が中止され、緩和ケア病棟へ移ったのですが、腹水による呼吸困難を起こしたため、予後1週間と告げられて、当院を緊急受診されたのです。

この方の場合、二度のＫＭ‐ＣＡＲＴで計20・9リットルの腹水を抜いたところ、経口摂取が可能になりました。そして、一度は継続不可能となった抗がん剤の内服治療を再開。その後、腹水が溜まることなく栄養状態も改善して、1ヵ月後には職場に復帰されました。

田口　腹水が抜けることで腹圧が軽減し、KM-CARTでタンパク質を回収できる。そうすると、*4**血漿浸透圧**《けっしょうしんとうあつ》上昇、*5**循環血漿量**増加、腎臓や消化管血流改善、*6**下肢**《かし》**浮腫**《ふしゅ》軽減となる。

松﨑　それによって、腹部膨満感や呼吸苦などの苦痛が軽減します。利尿剤の効果が上がるのでより腹水が溜まりにくくなりますし、食欲が増進し、行動範囲が拡大します。

田口　全身の栄養状態が改善し、体力・気力を取り戻せる。その結果、抗がん剤治療が受けられるようになる。すると、腹水はより溜まりにくくなったり、消えてしまったりする。**再度溜まったとしても、KM-CARTならば体力が低下しませんから、何度でも受けられるのも利点ですね。**

● 積極的な緩和ケアとしても有効

松﨑　現在のがん医療の常識は、「腹水が溜まったら何も術《すべ》はない」になっていますからね。

別の発想がなかなかできない。これでは、がん患者さんの生きる希望を奪ってしまいます。

田口　腹水＝抗がん剤治療の中止。そして緩和ケアへの移行を勧められる。しかし、緩和ケア病棟でも、がん性腹水に伴う苦痛は医療用麻薬（17ページ＊8参照）では取り除けません。もしくは、国立がん研究センターでも採用されているPVシャントを行うか……。PVシャントとは、腹水を静脈系内に誘導させる方法で、心不全などの危険な合併症やがん細胞が全身に散らばるリスクが指摘されています。手技も簡単ではなく**チューブ閉塞**[*7]を起こしやすい。これらを考えると、KM－CARTがもっともっと普及してほしいですね。

松﨑　緩和ケアには、医療用麻薬をどんどん患者さんに投与して、意識を麻痺させて、それで腹水の苦しみを紛らわせるということもあるようです。当センターに来られた患者さんは、

＊4　血管の内と外における浸透圧のこと。血管外の水分を内側に引き込んで、血液の濃度を調整している。

＊5　体内を循環している血液の中にある血漿のこと。

＊6　がんの治療でリンパ液の流れが悪くなることにより、下肢がむくむ。下肢リンパ浮腫。

＊7　医療用に用いたチューブが体内で閉塞し、体内の循環器に支障が生じること。

腹水全量ドレナージ（排除）＋
KM-CARTを行ったある患者さんの例
（肝硬変＋肝細胞がんの50代の男性）

治療当日の朝の状態

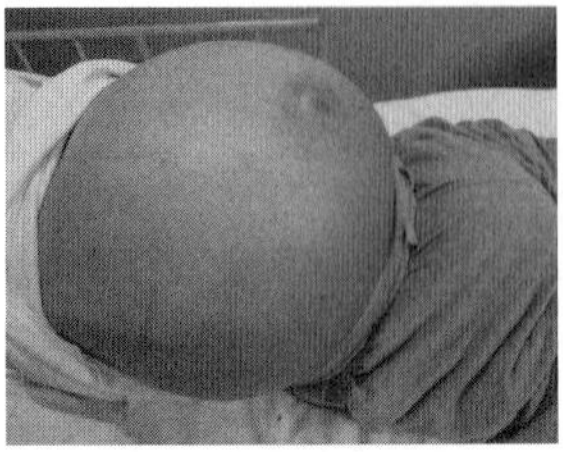

腹水が22リットル溜まっていた

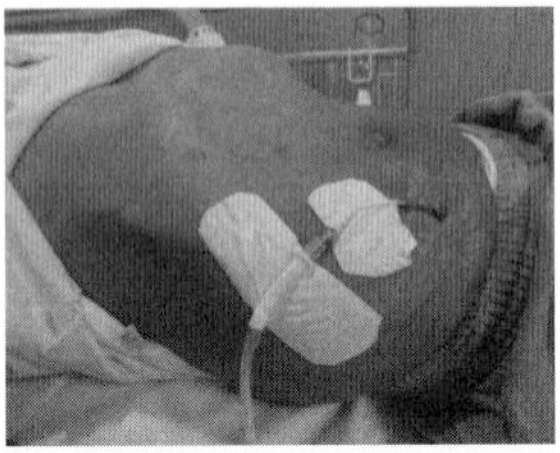

腹水全量ドレナージ（排除）直後
KM-CART当日の夕方

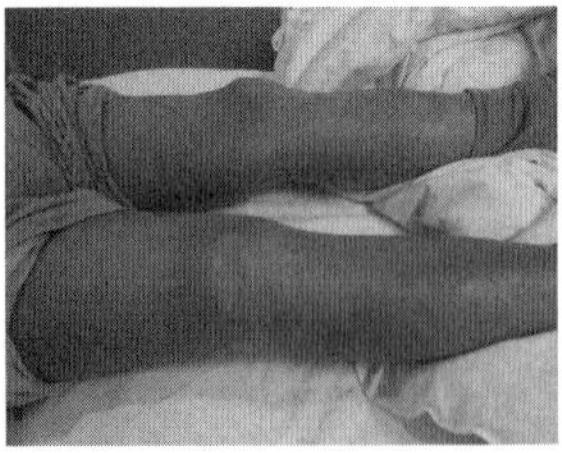

著明な下肢浮腫が見られる

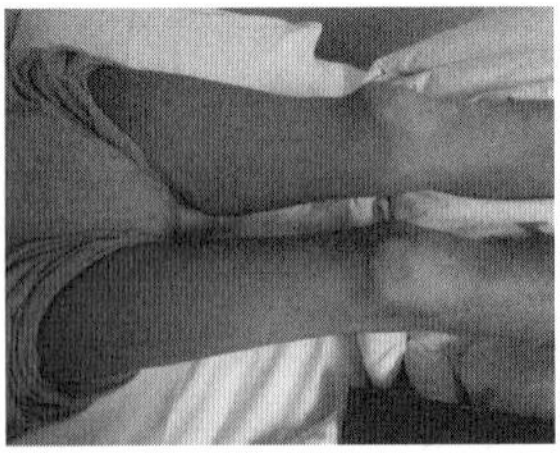

KM-CARTを行った翌朝の状態

よく言いますよ。腹水でお腹がパンパンになって苦しい。ご飯も食べられない。それを訴えても、多くの病院では何もしてもらえない。緩和ケア病棟を勧められたからといって、「はい、私はもう自分の命をあきらめます」とは、やっぱりなりません。精神的な苦痛や悩みを取ることと同時に、今肉体が感じている痛みや苦しみへの対処も大事ですよね。私は「外科医としての積極的な緩和ケア」のひとつとしても、ＫＭ‐ＣＡＲＴがあると考えています。

田口　「がんで腹水が溜まったら終わり」にはしない、ということですね。

● 免疫物質グロブリンに注目

松﨑　実は今、私が腹水で注目しているのは、免疫物質のグロブリンです。

30代の女性で、進行胃がんの患者さんのケースをご紹介しましょう。彼女は、がん発見時にはすでに、腹膜播腫（27ページ＊21参照）がありました。抗がん剤治療を受けたけれど、副作用が強過ぎて続けられない。それ以降は漢方や気功などの民間療法を続けていましたが、いよいよ腹水が溜まり、「余命1ヵ月」と宣告を受けました。その後、腹部膨満感で私のセンターを受診されたのです。ＫＭ‐ＣＡＲＴを受けたのは２０１２年10月で、９・４リットルの腹水を抜き、栄養のアルブミンと免疫物質のグロブリンの合計で１５０グラムを体に戻しました。今までの私の経験から言って、彼女の場合、１ヵ月以内には再び腹水が溜まって来院されるだろうと思っていたら、11月になっても、12月になっても音沙汰がありませんでした。「もしかして……」と思っていたら、年が明けて1月に、彼女からひょっこり電話がかかってきたのです。「先生、今、シンガポール旅行から帰ってきました。元気で～す」と。そして、実際、次に彼女がＫＭ－ＣＡＲＴを受けに来院したのは、２０１３年3月。最初に腹水を抜いてから、１６３日後です。

田口　余命１ヵ月と宣告を受けた患者さんが、腹水を1回抜いたらその後、5ヵ月余り腹水が溜まらなかったわけですか。がんの末期であれば、抜いても2～3週のうちにまた腹水が溜まるはずなのに。

松﨑　似たようなケースは他にもありました。私は、グロブリンがその鍵を握っていると考えています。免疫物質グロブリンにはがん抗体が含まれていて、グロブリンを濃縮して戻すことが、がんと闘う力を取り戻すことになる。だから、腹水も長期間にわたって溜まらなかったのではないかと。普通に考えれば、腹水を抜いただけで、その後、何らかの治療を受けなければ、がんは進行して然《しか》るべきです。しかし、このような人達は、末期がんだったにもかかわらず、海外旅行に行けるくらい元気になり、かつしばらくの間、治療を受けなくとも進行がストップしていたのですから。

田口　ＫＭ‐ＣＡＲＴには、腹水による苦痛を取り除くことに加え、腹水中のがん細胞を濾過で除去し、免疫力を高め、なんと、「抗がん」の役割まであるということでしょうか。

松崎　そう考えます。何リットルを何ミリリットルに濾過濃縮できたかではなく、何グラムのグロブリン、アルブミンを回収し、体内に戻せたのかが重要なのでしょう。

●がん研究への応用も始まっている

田口　先ほど少し話が出てきましたが、ＫＭ‐ＣＡＲＴに期待できる役割として、がん研究への応用もありますね。

松崎　腹水には、〝新鮮な〟がん細胞やリンパ球が豊富に含まれていますから。

腹水治療は
がん治療の未来をも変える!

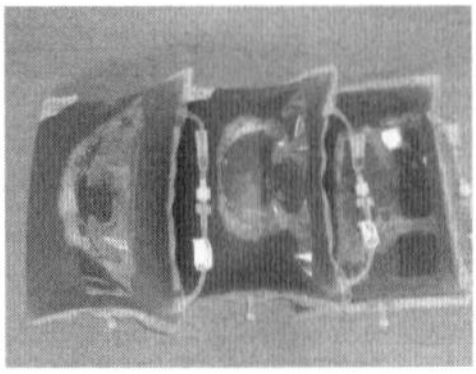

ある40代の胃がんの患者さんから抜いた腹水13.1リットル

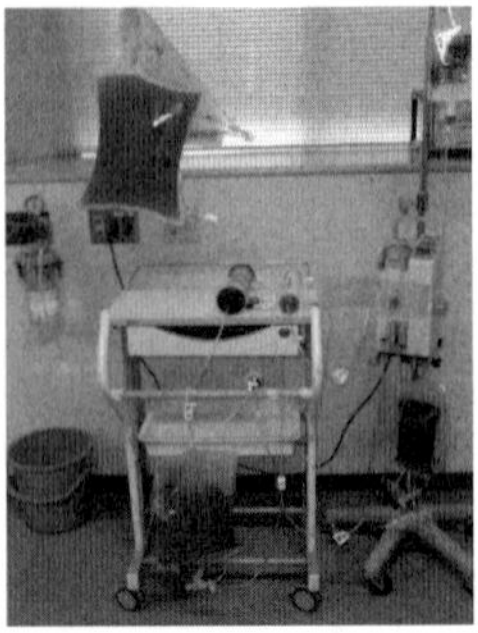

実際のKM-CARTの装置

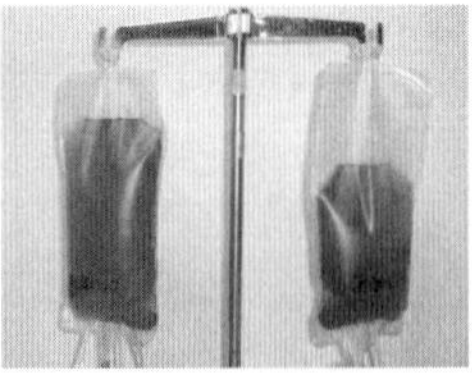

そこから濾過濃縮液が1.7リットルできた。ここに、自己アルブミン、グロブリンがそれぞれ85グラム入っており、体内に戻すことで栄養、免疫も回復できる

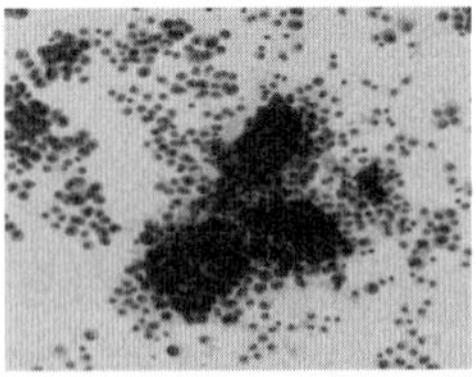

同時に回収されたがん細胞やリンパ球の顕微鏡写真

オーダーメードがん治療、がん研究に活用できる

それに対して、**抗がん剤の感受性試験に使うがん細胞や、免疫細胞療法に使うリンパ球は、たいていは手術の時に取ったものです。**手術中は大量出血しないように血管を縛って血行を遮断します。血行が遮断されて**虚血《きょけつ》[*8]状態**になっているのに、採取してさらに様々な処理を施される。そういうがん細胞やリンパ球は、腹水から濾過して採取したものよりも弱ってしまいます。**腹水のがん細胞やリンパ球のほうが、元気が良いのです。**だから、手術中に採取したがん細胞やリンパ球の場合は、うまく培養ができないこともありますけれど、腹水のがん細胞やリンパ球はものすごい勢いで数が増えるのです。抗がん剤感受性試験や免疫細胞療法に使うなら、そちらのほうが良いですよね。

田口　確かにそうですね。**自分の新鮮な免疫細胞を使って免疫細胞療法を行う。さらには、自分のがん細胞にピッタリ合う抗がん剤を積極的に探せる。**

松﨑　そのうち、医師が「腹水が溜まったから新たな治療ができる」と考える時代が来るは

---

*8　血流が減少してしまう状態。

ずです。「まだ苦しくはない」という状態の患者さんに、「苦痛を取り除くためだけに抜くのではなくて、あなたに合ったオーダーメード治療を行うために抜くのですよ」と医師が返す。将来的には、がん細胞バンクのような機関ができればいいと思います。

田口　それは良いお考えですね。

松﨑　これだけ新鮮ながん細胞をいっぱい取れるのだから、どんどん培養しておく。たとえば「胃がんを20例。この抗がん剤が効くかどうかを調べたい」とオーダーがあったとします。細胞バンクがあれば、すぐに対応できます。抗がん剤の感受性試験だけではありません。遺伝子の解析のマッピングもきちんとできれば、「あなたの遺伝子はこれ。それに合う抗がん剤はこれ」となる。

田口　がん細胞をバンク化して、ひとつひとつの細胞核に対しての遺伝子情報を全部記録しておく。すると、どの遺伝子タイプに対して、抗がん剤がどう反応するかといったところまで明らかになる。それほど難しいことではないと思うのですが。

松﨑　今後、ＫＭ-ＣＡＲＴは単なる症状緩和法から、積極的ながん治療法に変わると確信していきます。夢の治療が現実化する。それを推し進めたいばかりに、私は山口から東京に出てきたようなものです。私がこのセンターに来たのは２０１１年のことです。当時、もう54歳でしたから。周囲から、「50代半ばになって、なんで今さら東京に行くの？」と首を傾げられました。「これは夢の治療になると思うので、東京から世界へチャレンジしてみたい」と話したら、「そんな夢を食うみたいなこと、よくやりますね」と言われましたね。

●KM-CARTは、あきらめないがん治療の大きな一歩

田口　これまでの話の総括になりますが、**腹水は抜いたほうがいい、抜くと元気になると知ることが、患者さんにとってはあきらめないがん治療の第一歩になりますよね。**

松﨑　そうです。余命数日と言われ、緊急転院されてくる患者さんも当センターには多いのです。ある50代の卵巣がんの女性は、多量の胸水と腹水で全身状態と呼吸状態が急速に悪化し、主治医からは「余命は1～2日」と宣告され、ご家族の強い希望でここに来られました。来院時は、もはやショック状態でした。ところが、ＫＭ-ＣＡＲＴを行った直後から全身状

態が改善し、「抗がん剤は不可能」と言われていたのが、その後、２クール受けられるまでに回復したのです。抗がん剤が良く効いて、胸水、腹水が溜まらなくなって退院し、その後１年以上、自宅で元気に過ごされていますよ。**私は、患者さんとご家族の希望があれば、余命１週間以内と考えられる患者さんに対しても積極的にＫＭ-ＣＡＲＴを実施しています。**

田口　それはつまり、ご遺族のケアにも繋がる、ということですね。

松﨑　そうなんです。残念ながら、患者さんの余命を延ばすことはできなかったとしても、お腹がパンパンに腫れたまま、苦しみ抜きながら亡くなる姿を目にするのと、苦痛症状が緩和され、腹部の膨隆《ぼうりゅう》がなくなった状態で安らかな眠りにつくのを目にするのとでは、ご家族のその後のお気持ちが全く違います。

おわりに

有名な仏教用語をご紹介して、本書を終わりたいと思います。

それは、「二河白道《にがびゃくどう》」という言葉です。浄土思想を確立した善導《ぜんどう》大師が、浄土教での極楽浄土を願う信心を喩《たと》えて、「観無量寿経《かんむりょうじゅきょう》」という経典の中で述べられたものです。

ある人が旅をしていると、盗賊や獣、毒蛇などが次々に襲ってくる。必死に歩みを進めると今度は、荒れ狂う水の河と、燃え盛る火の河が行く手を阻む。旅人は、そのふたつの恐ろしい河のあいだに、細い一本の白い道を見つける。しかし、激しい波と火の熱に包まれて通れそうにはない。すると、東岸から「この道を行け」という声が、西岸からは「この道を来い」という声が聞こえてくる。その声を頼りに進むと、渡ることが不可能に思えたその道は、実は波や火の影響を受けないほどの広い道であり、旅人は無事に渡りきった。
医療が進歩した今でも、がんは、手ごわい敵であることは確かです。しかし、決してあきらめることなく、たじろぐこともなく、あなたの白い道を探し出してほしいと思います。医師達は可能な限り、全力で水先案内人となります。最後になりましたが、本書に参加頂いた８人の〝あきらめない〟名医に心よりの感謝を。そして何よりも、お読みくださった貴方に厚く御礼申し上げます。あきらめずに一歩進めば、次の地平が見えてきます。

２０１４年　初夏　田口淳一

一般社団法人あきらめない
がん治療ネットワーク

著者・田口淳一医師が代表理事を務める「一般社団法人あきらめないがん治療ネットワーク」は、再発・転移がんでお悩みの患者様とご家族の方々に、有益な治療情報などを中立な立場でお届けすることを目的に活動を行っている非営利型の一般社団法人です。

あきらめないがん治療ネットワークが運営しているWEBサイト「再発転移がん治療情報」（左ページ参照）では、各分野で活躍する医師たちのインタビュー記事や、最新がん治療情報、治療以外にも知っておきたいお金や医療制度に関する情報などをご提供しています。インタビュー記事については、これまでに30名を超える医師の方々にご協力を頂き、がん治療に対する先生方のお考えや最新の取り組みなどをご紹介してきました。

また、再発・転移がん（小児がん・血液がんを除く）に関する無料メール相談も受け付けており、当法人趣旨に賛同する医師たちが医療アドバイスを行っています。2014年6月現在で100件を超えるご相談を頂いており、その内容と医師による回答、ならびによくある質問については、個人情報を伏せた上で当WEBサイトにも掲載してあります。是非ご覧ください。

一般社団法人あきらめないがん治療ネットワーク事務局
TEL:03-6857-0525（月～金　9:00～17:00）

尚、再発・転移がんに関するご相談は、WEBサイト「再発転移がん治療情報」の無料メール医療相談よりお問い合わせください。

＜無料メール医療相談＞　www.akiramenai-gan.com/consult-guide/

再発転移がん治療情報
www.akiramenai-gan.com

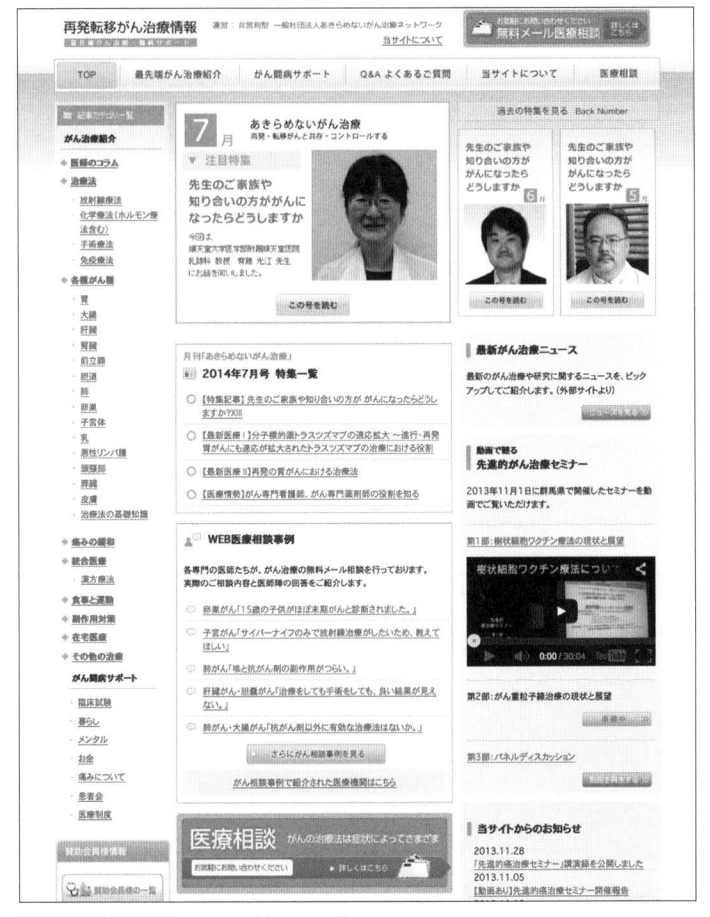

再発転移がん治療情報　www.akiramenai-gan.com

名医に聞く

あきらめないがん治療

2014年7月31日　初版第一刷発行

著者　田口淳一
監修　一般社団法人あきらめないがん治療ネットワーク

取材協力　森山紀之先生
明石定子先生
遠藤　健先生
柏原賢一先生
吉形玲美先生
山田好則先生
山下直秀先生
松﨑圭祐先生
（以上　本書ご登場順）

装丁　秋吉あきら
デザイン　堀井さち子
イラスト　角　慎作
編集協力　羽田真智
編集　小宮亜里
発行者　木谷仁哉
発行所　株式会社ブックマン社
〒101-0065　千代田区西神田3-3-5
TEL 03-3237-7777　FAX 03-5226-9599

ISBN 978-4-89308-826-0
印刷・製本：図書印刷株式会社